「先延ばしグセ」を「すぐやる」にかえる!

ADHDの人の「やる気」マネジメント

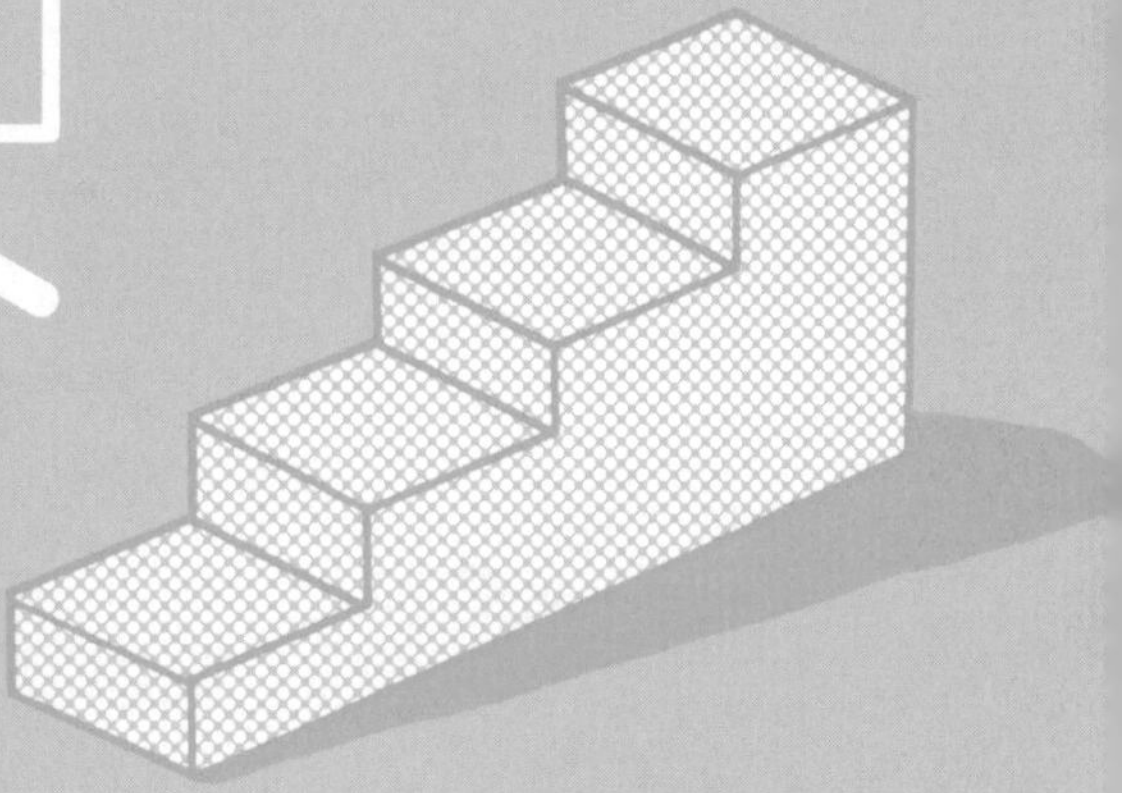

［監修］
司馬理英子
司馬クリニック院長

健康ライブラリー スペシャル
講談社

まえがき

「難しいことではないのに、誰でもできることなのに、どうしてあの人は普通のことができないの？」

　周囲の人から見ると理解しづらいのですが、ＡＤＨＤの人は、やる気はあるのになかなかやるべきことをできません。

　やろうと思っているのに、できない。やる気はあるのです。サボっているわけではないし、なまけたいわけでもありません。

　やる気はあっても、行動に移すのが難しい、日々続けておこなうのが難しい。ＡＤＨＤの人は、好きなことはがんばれるのに、興味のもてないことや普通のこと、毎日の決まったことに、なかなか取り組めません。

　日常生活のいろいろなやるべきことを、めんどうと思いがちです。なんとかやる気を引き出して、やるべきことを実行したいのだけど、なかなかうまくいかなくて困ってしまいます。「やらなくちゃ」と思っていても、つい忘れてしまって、できないこともあります。ＡＤＨＤの人の毎日には、「めんどう」と感じることがとてもたくさんあります。世の中のことは、「好き」か「めんどう」に二分されるようです。

　けれど、めんどうでもやらないといけないのはわかっているし、できない自分はダメな人間だと感じ、悩んでもいます。

　あなたのなかにある「やる気」を引き出し、行動に結びつけて持続させていければ、多くのことが改善して、生きやすくなる……。

　本書では、そのためのマネジメント術を考えてみました。やる気を行動に移すスイッチをじょうずに入れて、やる気をうまくマネジメントしましょう。そうすればあなたに合った人生の進め方が見つかるでしょう。

　本書がＡＤＨＤの人の生きやすさにつながることを祈っています。

司馬クリニック院長
司馬理英子

ＡＤＨＤの人の「やる気」マネジメント
「先延ばしグセ」を「すぐやる」にかえる！　もくじ

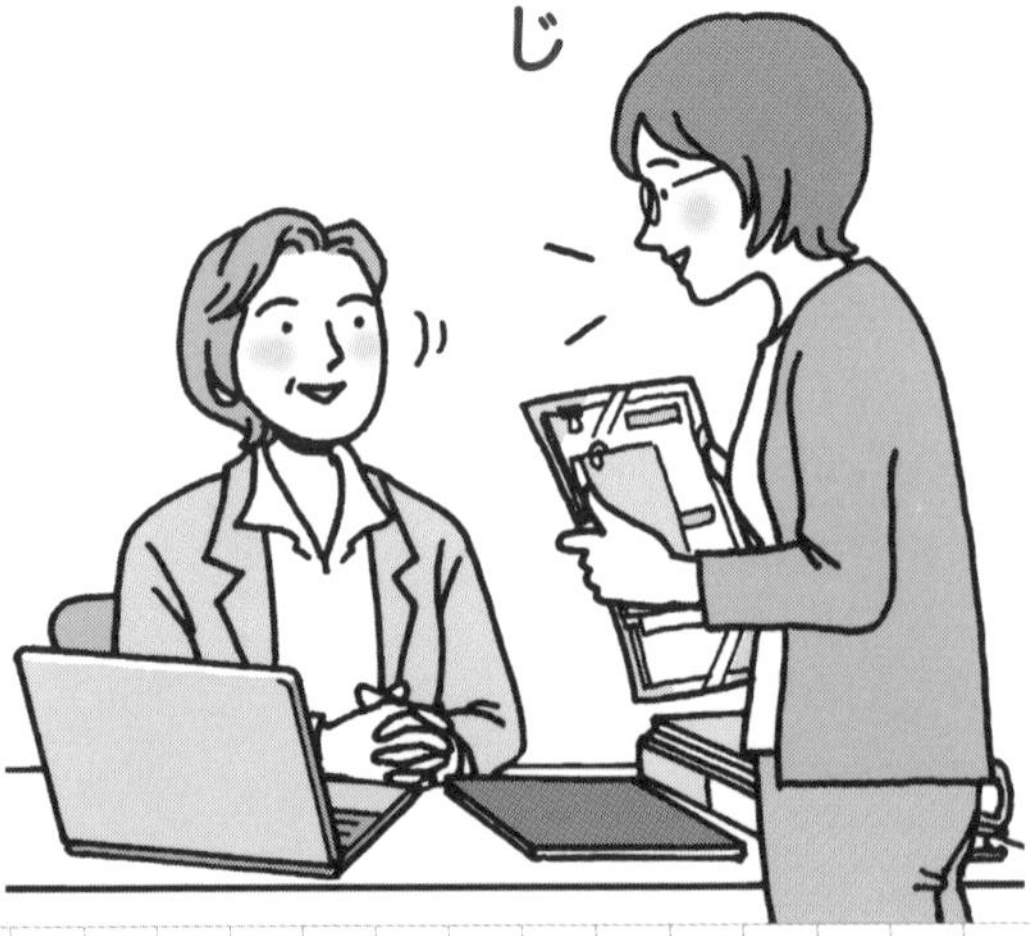

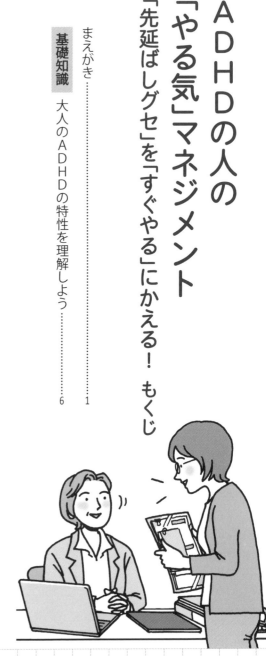

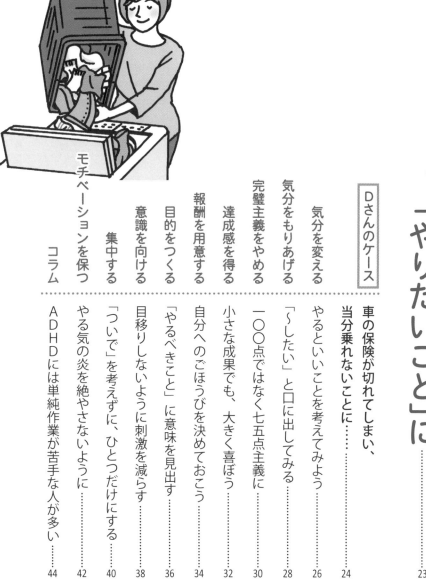

2 「やるべきこと」を「やりたいこと」に

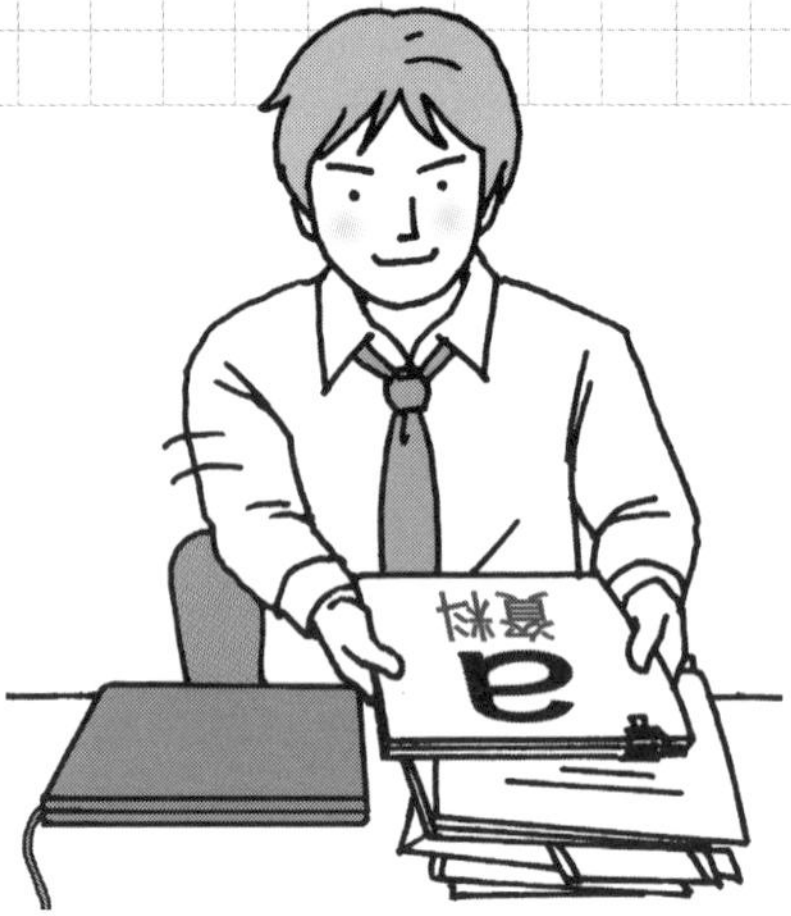

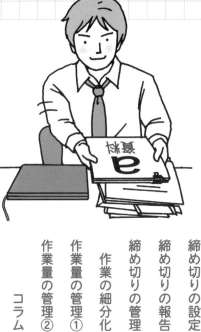

基礎知識
大人のADHDの特性を理解しよう

ＡＤＨＤには３つの特性がある

ＡＤＨＤは Attention-Deficit/Hyperactivity Disorder の略で、「注意欠如・多動症」と訳されています。近年、一般にも知られるようになってきた発達障害のひとつです。ＡＤＨＤというと、片づけられない人、という印象が強いかもしれませんが、悩みはそのほかにもいろいろあります。ＡＤＨＤには、３つの特性があります。

不注意

集中力が持続しない

忘れ物やなくし物が多く、しょっちゅうもの探しをしています。片づけが苦手なのも不注意のため。気が散りやすく、とりかかるのが遅れぎみのうえ、集中しつづけられないので、ケアレスミスをしたり、最後までやりとげられなかったりします。

とりかかれない

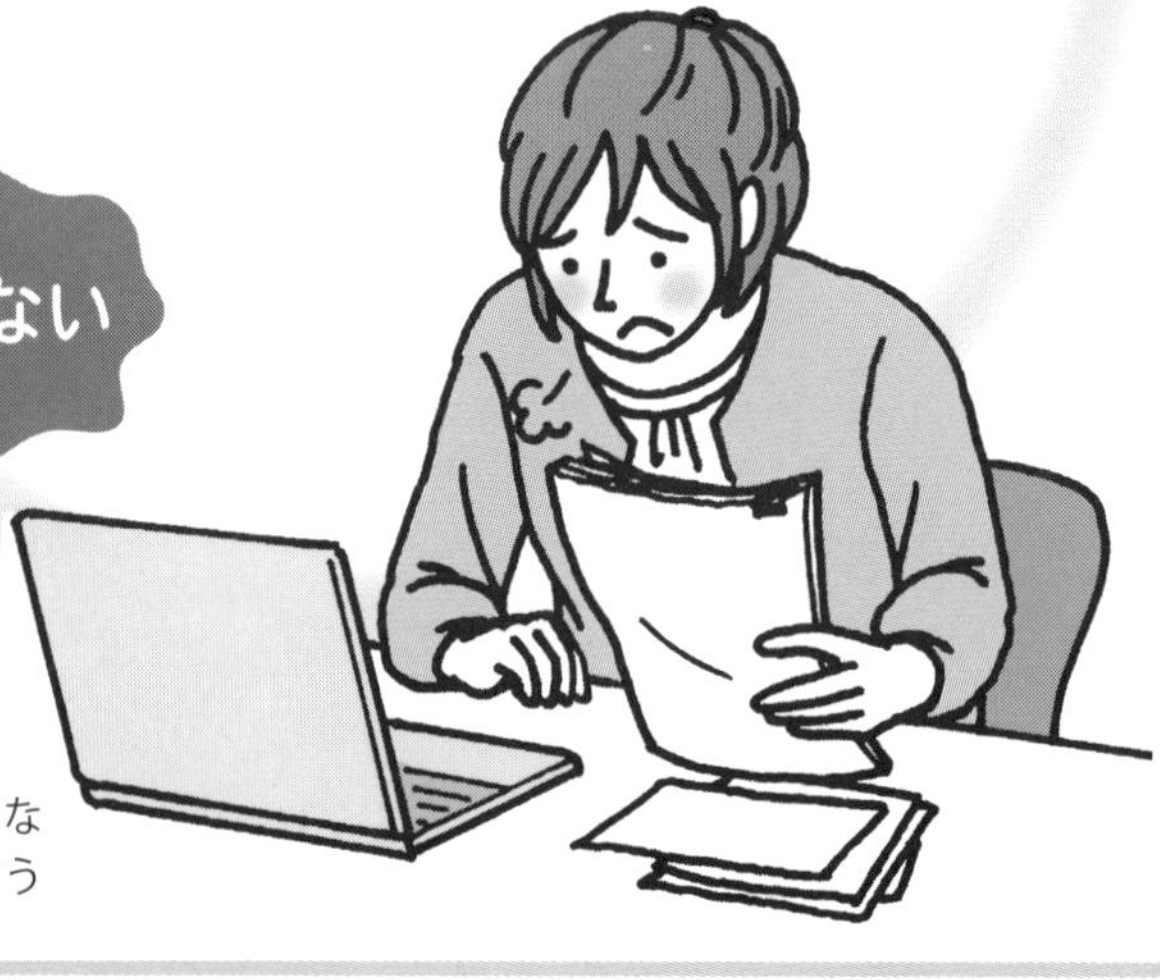

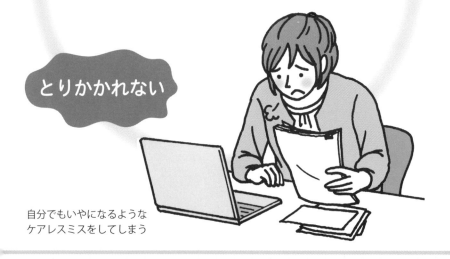

自分でもいやになるような
ケアレスミスをしてしまう

衝動性

待つことができない

行列に並ぶ、相手の話をじっくり聞くなど、待つことが苦手です。考えずに行動したり発言したりするので、失敗やトラブルのもとになりがちです。

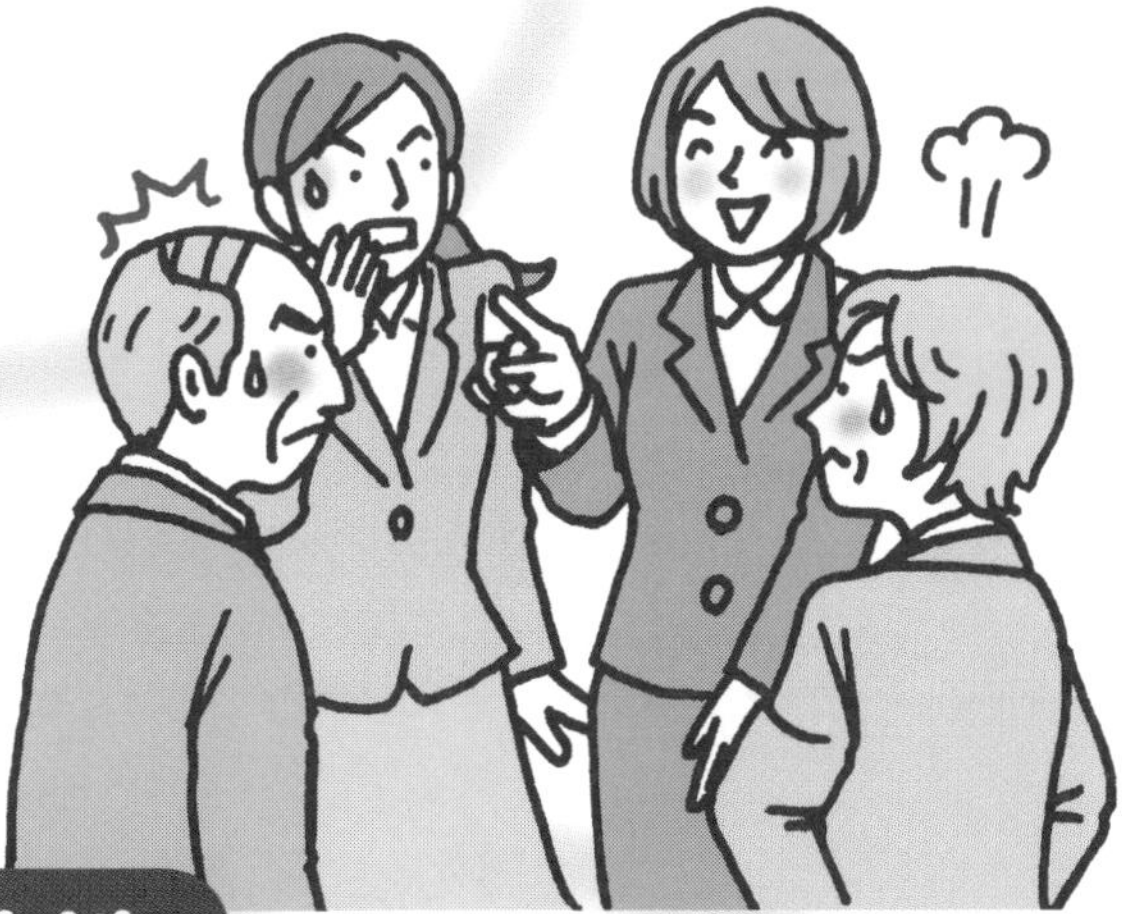

失言して周囲の人を怒らせることも。多動性と衝動性の両方がかかわっている

考えずに行動してしまう

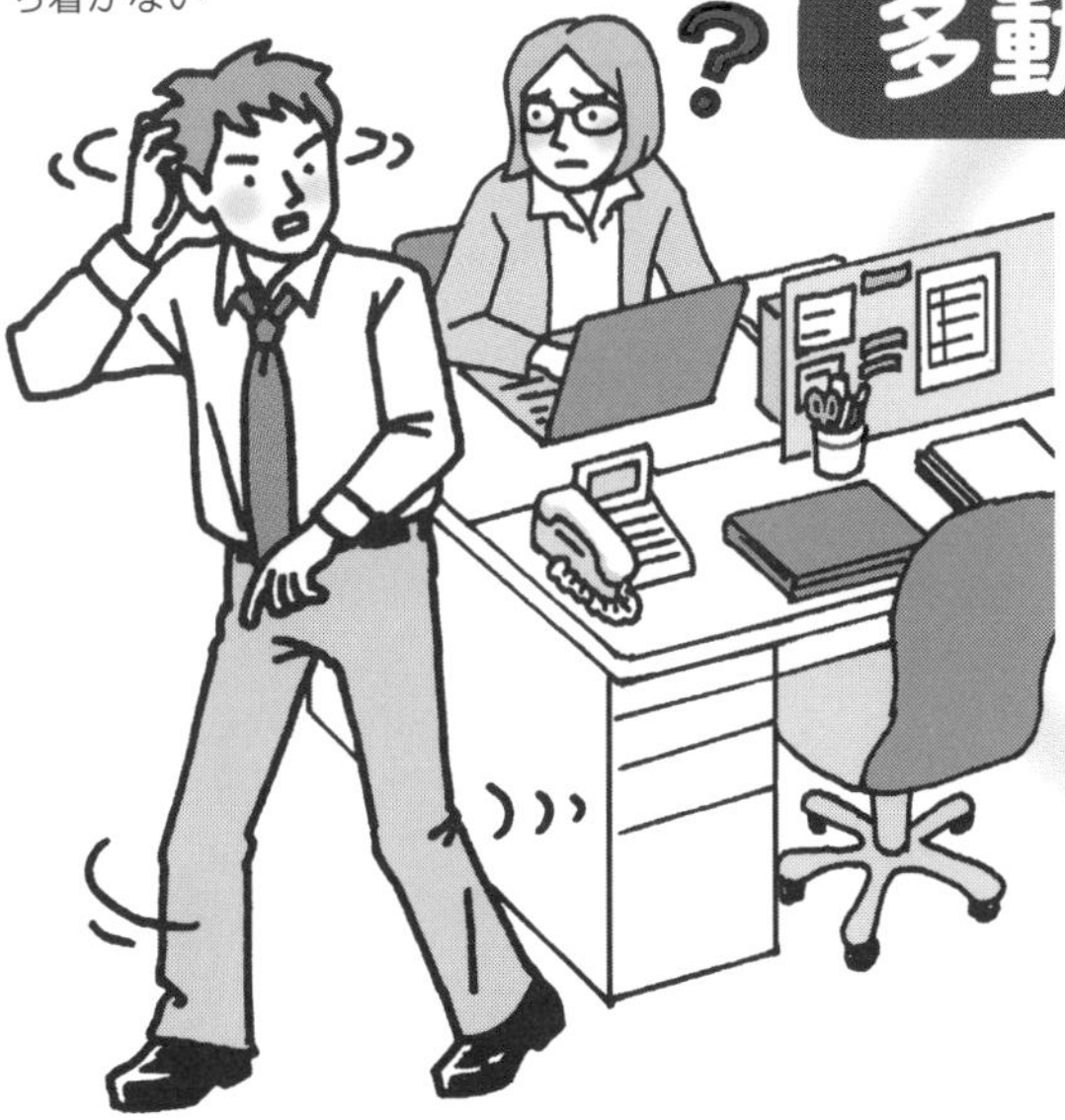

仕事中、用もないのにウロウロするなど、落ち着かない

多動性

落ち着きがない

たいくつなことや興味のないことには耐えられず、眠くなったりします。体のどこかや頭の中が常に動いていて、いつもバタバタしている感じ。せっかちです。

じっとしていられない

ＡＤＨＤの特性は年齢とともに現れ方が変わる

ＡＤＨＤの３つの特性のうち、どの特性が強いかは、人によって違います。３つとも同程度に現れる人、衝動性と多動性が同程度に強い人、不注意が強い人などがいます。また、同じ人でも、子どものころと大人になってからでも違います。

高いところにのぼりたがる

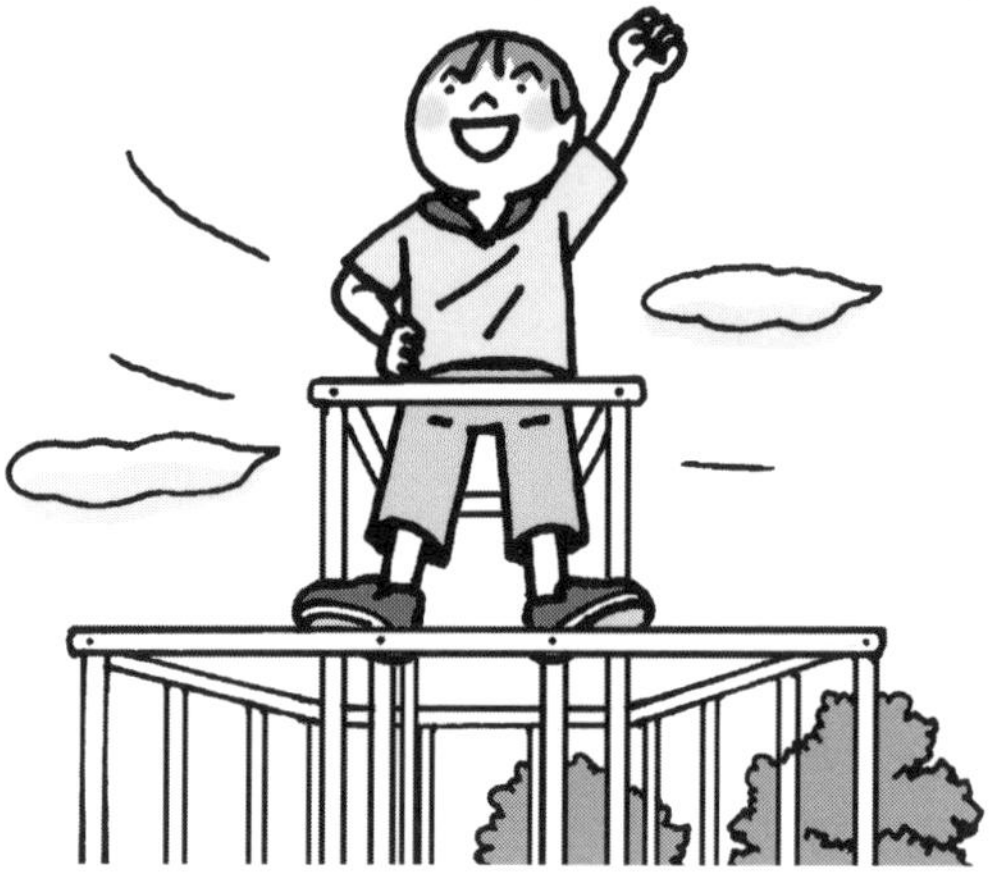

乳幼児期

多動性や衝動性が現れるが、元気で活発な子どもに見られることも

↓

学童期

授業中に歩きまわるなど、じっとしていられない。忘れ物が多い

↓

思春期

子どものころから叱られつづけたため、自己否定感が強くなる人もいる

↓

大人

仕事や家事がうまくいかない。不注意が目立つようになることもある

うつ病や不安症など、心の病気になる人も

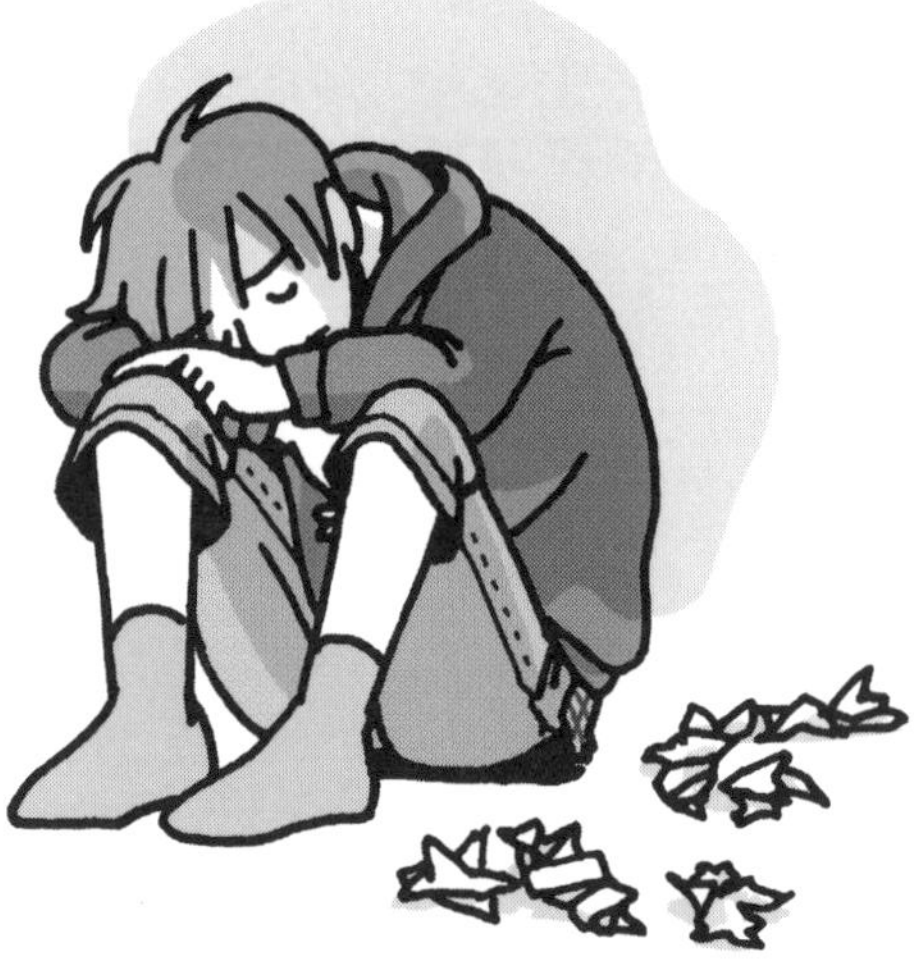

1

やる気が行動につながらない

やるべきことがあって、
やろうと思っていても体が動かない。
本人も困っています。
なにがやる気を行動に移すのを
さまたげているのでしょうか。

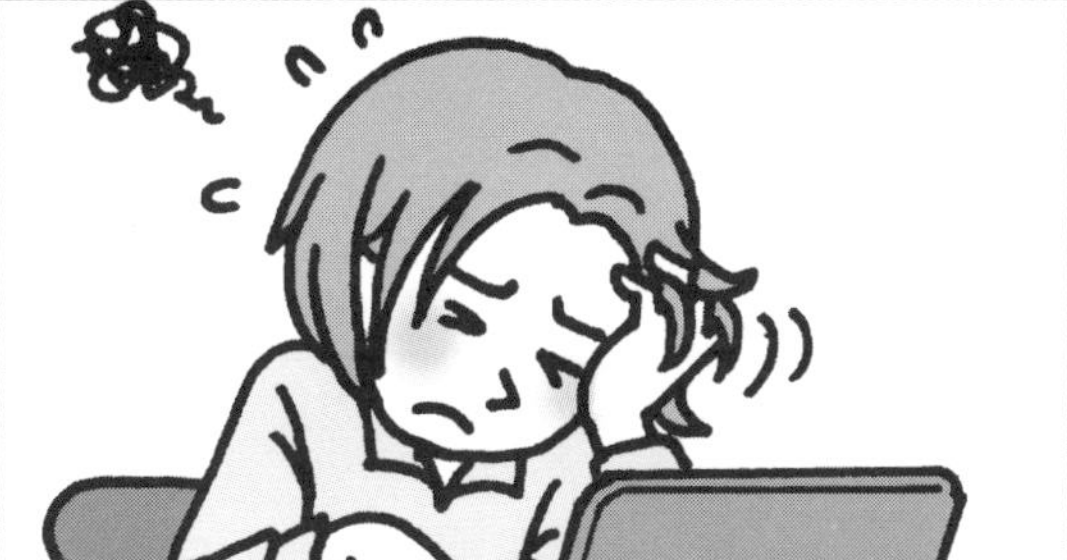

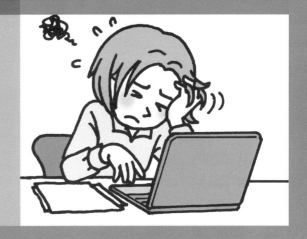

「やるべきこと」なのに始められない

やらなくてはいけないことがあるのに、なぜか始められない。周囲の人からは「だらだらしていて、やる気がない」と見られがちです。でも、やる気はあるのです。

ＡＤＨＤの先延ばしグセとは

　やるべきことがあってもなかなか始められずに、ずるずると先延ばしをしてしまいます。これが先延ばしグセ。ところが、やりたいことなら、すぐに始めることができます。

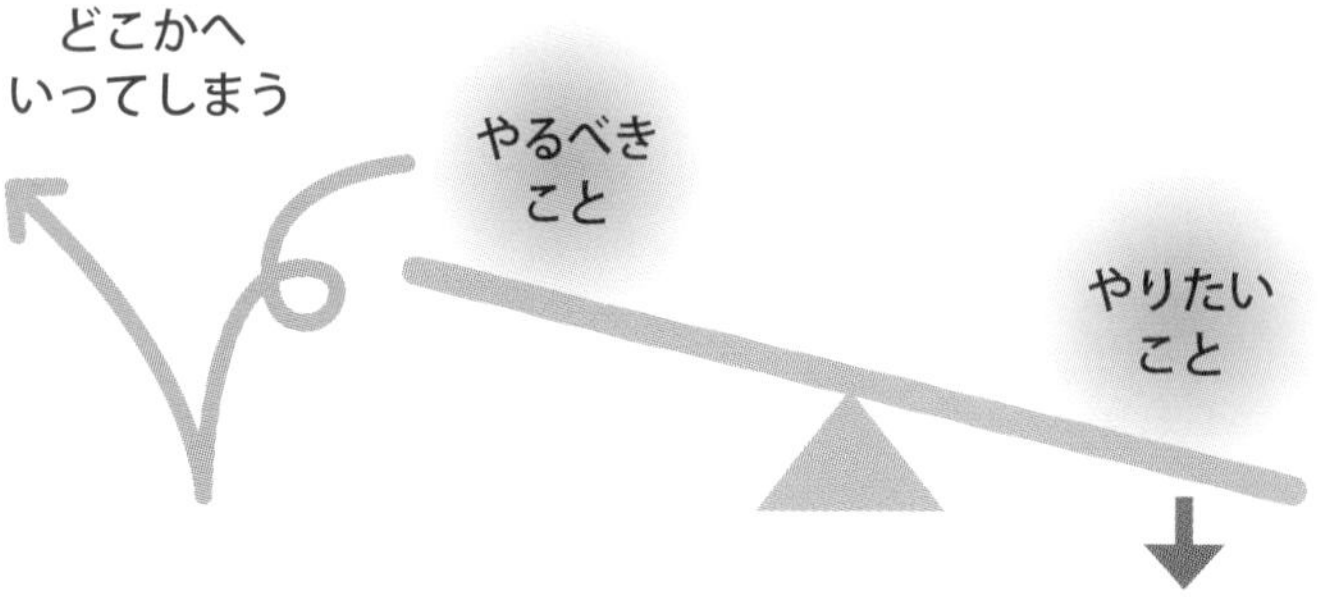

始められない

仕事や家事で、やらなくてはいけないことはたくさんある。しかし、多くの場合で、心も体も動かない

＝

先延ばしグセ

やりはじめる

「好き」という感情が行動のスイッチになるので、やりたいことはすぐに始められる

＝

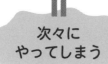

次々にやってしまう

「やろう」「やらなくちゃ」という気持ちはある

　仕事や家事など、やるべきことを始めない――。周囲の人から、「なぜ始めないの」「やる気を出せ」と言われたことがあるでしょう。

　そう言われても困ります。やる気とは「やろう」、「やらなくちゃ」という思いだとしたら、やる気はあるからです。

　始められないのは「めんどう」と感じるから。ＡＤＨＤの人は感情のコントロールが苦手で、めんどうという感情にとらわれやすいのです。また、自分に先延ばしグセがあるとわかっていて、その意識が、やる気を行動に移す足かせになっていることもあります。

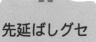

Aさんのケース

冬の寝具を出さずに寝ていたら

Aさんはひとりぐらし。やらなくてはいけない家事はたくさんあります。

秋になって衣替えの時期になり、冬物の衣服や寝具を出すのも、そのひとつです。でも、それがめんどうで、「まだがまんできる」とがんばっていました。

ある日、急に気温が下がり、タオルケットだけでは寒くて眠れません。手近にあった服を何枚かかけてむりやり寝たのですが、翌日は、ひどくくしゃみが出て、すっかりかぜをひいてしまいました。

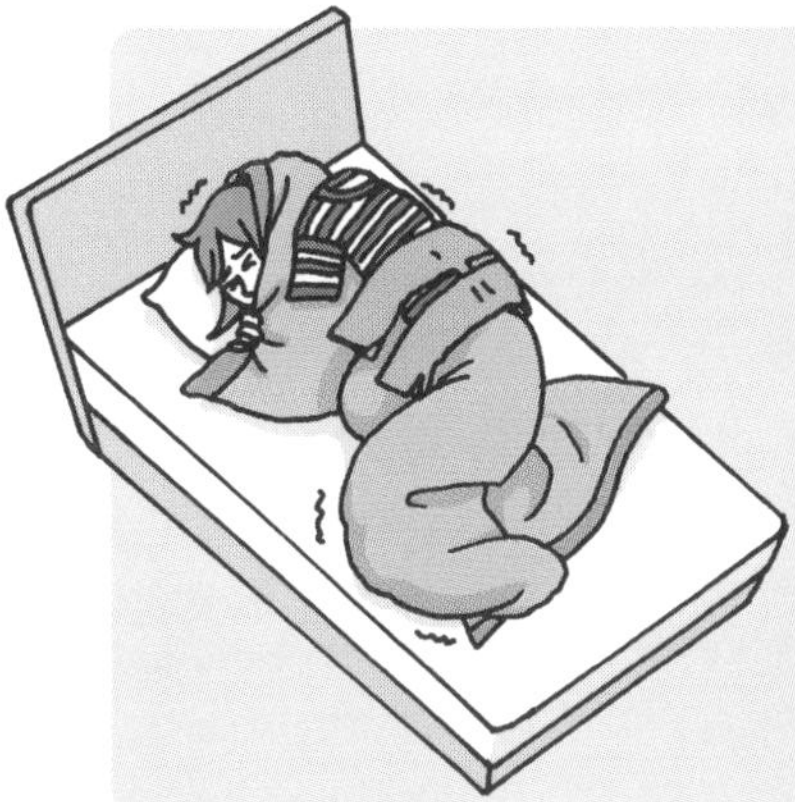

Bさんのケース

電気料金の振り込みを先延ばし

Bさんは、電気料金の振り込みを先延ばししています。じつは二ヵ月ほど前に、引っ越したのですが、電気料金の自動引き落としの手続きをまだしていません。そのため、請求書が郵送されてきていて、「振り込みに行かなくちゃ」と思っているのですが、明日にしよう、まだいいか、と先延ばし。

コンビニで支払えることも、遅れれば延滞料金がつくこともわかっています。このままでは電気をとめられて、真っ暗になる日も遠くないと気になります。

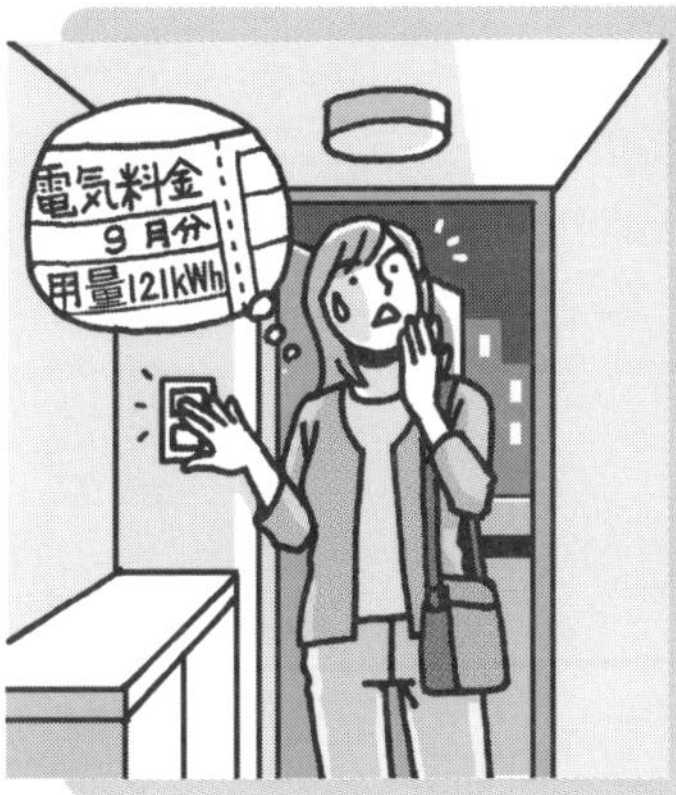

Cさんのケース

取引先を怒らせてしまった

Cさんは、在庫管理の仕事をしています。あるとき、とんでもない事態に陥ってしまいました。材料の発注モレのため、取引先に製品を納入できず、すっかり怒らせてしまったのです。

発注は通常ならメールですが、急ぎのときは電話で連絡しないといけません。ところが、Cさんはメールを送り忘れ、そのうえ電話は先延ばししていたのです。

取引先へは上司もいっしょに行って平謝り。そのあと、Cさんは上司に厳しく叱られました。

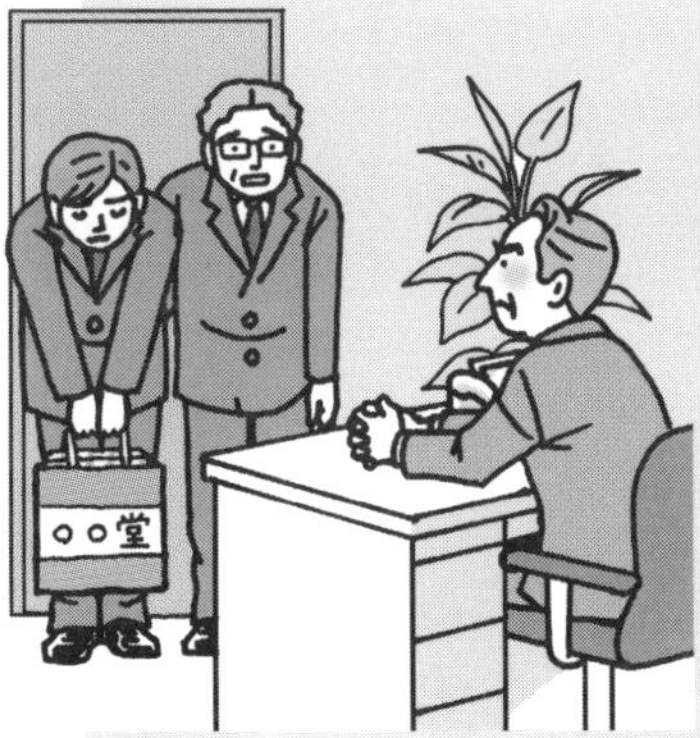

仕事にも家事にも支障をきたす

「やりたいこと」を先にやっていても、「やるべきこと」が、ずっと気になっています。先延ばししていると、仕事や家事に支障をきたすだろうとわかっているからです。

ストレスが続き後悔にさいなまれる

やるべきことを先延ばししていると、間に合わない、仕事が中途半端になる、やがて、周囲にめいわくをかける、信用を失うといった事態に陥るでしょう。仕事にも家事にも支障をきたします。

自分への影響も小さくありません。先延ばししているのは、冬物を出す、振り込みに行く、電話をかけるなど、一つひとつは難しいことではないはず。いわば「普通」のことなのに、それができません。そんな自分に落胆し、自信をなくしていきます。叱責されつづけ、心の病気になる人もいます。

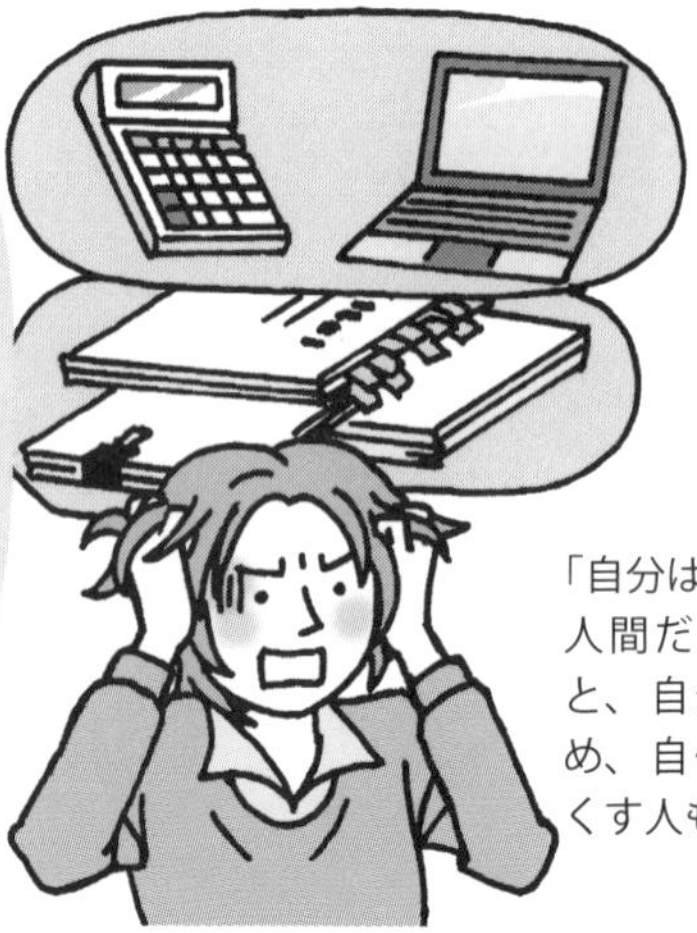

「自分はダメな人間だ」などと、自分を責め、自信をなくす人も多い

ストレスから後悔へ

やるべきことを先延ばししている間は、ずっとストレスがつきまといます。その結果、トラブルが起きると、先延ばしをはげしく後悔することになり、より大きなストレスになってしまいます。

ストレス

- **焦り**
- **うしろめたさ　など**

やりたいことをやっている瞬間は楽しいのですが、ふと「やるべきことがあった」と気づきます。頭のすみに、やるべきことがずっとあるからです。やらなくてはという焦りや、やっていないといううしろめたさに付きまとわれます。

↓

後悔

- **叱責**
- **自己評価ダウン　など**

周囲にめいわくをかけて叱責されたり、自分でも失敗したと思ったりして、自己評価が下がります。仕事上では信用を失うこともあります。「あのときやっておけばよかった」と後悔します。

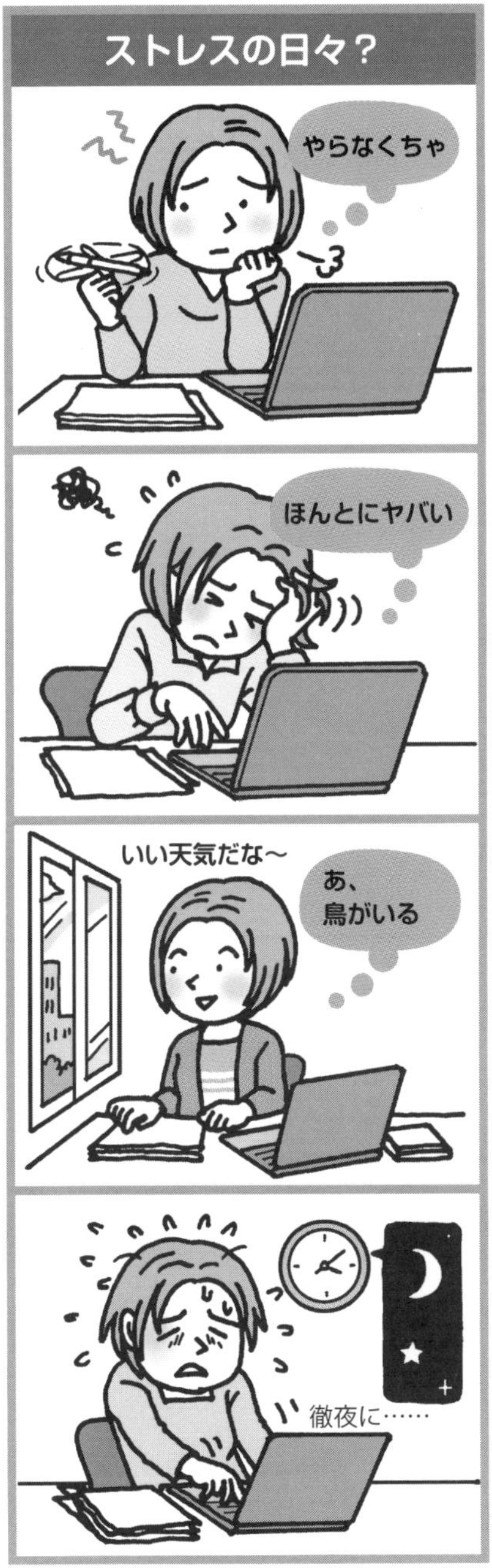
ストレスの日々？
やらなくちゃ
ほんとにヤバい
いい天気だな～
あ、
鳥がいる
徹夜に……

締め切りがあってもなくても

事務処理のような締め切りがあるものはもちろん、片づけのような締め切りがないものも、先延ばしすることで支障をきたします。

締め切り

ない

いつまでも先延ばしができるけれど、「やらなくちゃ」というストレスをもちつづけることになる

やがて

忘れる なくす

必要な品をなくしたり、やるべきだったことを忘れたりする

ずっと 延ばす

いつまでも延ばす。片づけなどは、収拾がつかなくなる

信用を失う、自己嫌悪になるなど、さまざまな悪影響が

ある

徹夜をしてでも間に合わせようとして「やっつけ仕事」になったり、手伝いが必要になって周囲の人をまきこんだりすることに……

謝るのなら すぐに！

やりたくなくても、すぐにやらなくてはいけないのは、謝ること。相手が怒っているのなら、なおさらです。

謝るのは、誰でも好きなことではないし、勇気が必要です。しかし、「今度会ったら謝ろう」などと、先延ばしするのはよくありません。「謝るのが遅れてもっと怒らせるよりもいい」と考えて、すぐに謝りましょう。

理由①

やる気はあるけれど「めんどう」だから

なぜ先延ばしをするのか、その理由を考えてみましょう。もっとも多く聞かれる理由が「めんどう」というもの。「やる気がない」と混同されがちですが、この二つは別の気持ちです。

なぜやらないのか

やる気を行動に移せないのはなぜなのか、自分でもよくわからないと言う人もいます。あえていうなら、「めんどう」だから。先延ばしは困ったことになるとわかっているのですが、なかなか始められません。

めんどう

一般的には困難なことではないし、それほど手数のかかることでもないのに、ＡＤＨＤの人は、めんどう、おっくうと感じてしまいます。「やろう」とは思うのですが、めんどうくささで動けません。

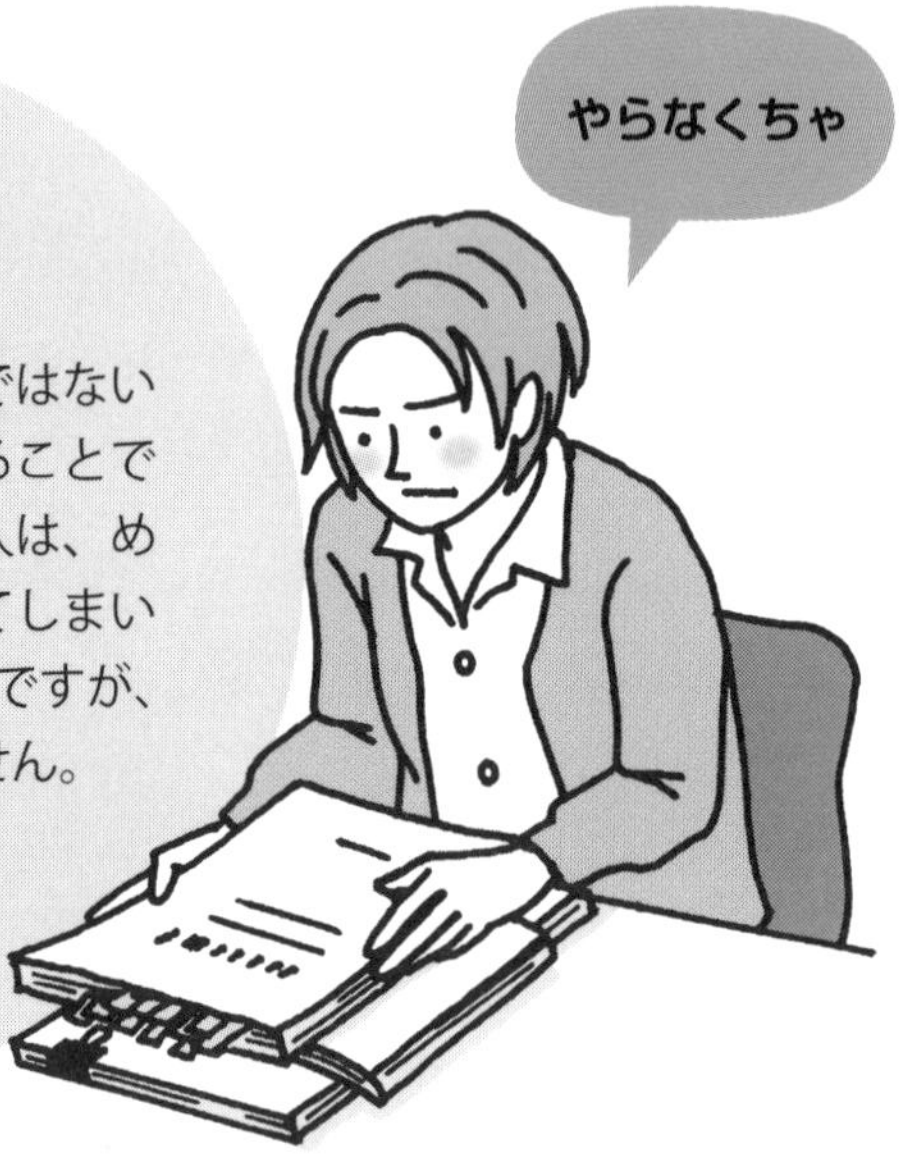

やるべき仕事を見つめてフリーズ

本人なりの理由

- まだ大丈夫
- あとでやろう
- 今は、やる気分じゃない
- すぐに終わりそうもないからあとにしよう
- ギリギリになればできるはず
- ほかにやることがある（あとでもいい仕事だが）
- 時間がない
- 指示されてやるのはいやだ

こうした理由を自覚していないこともあるし、周囲から見ると適切な理由ではないことも多い

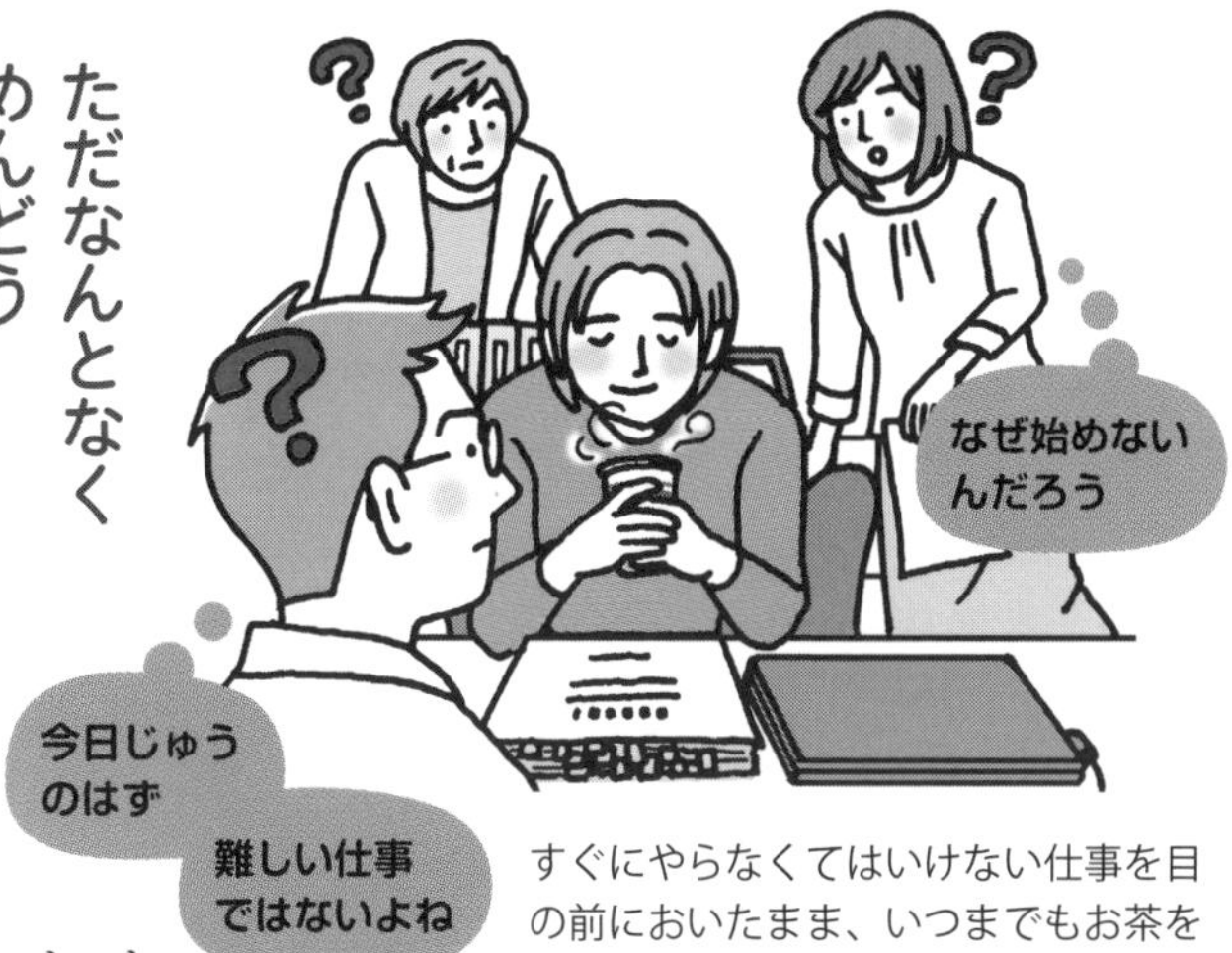
なぜ始めないんだろう
今日じゅうのはず
難しい仕事ではないよね

すぐにやらなくてはいけない仕事を目の前においたまま、いつまでもお茶を飲んでいる。周囲の人は不思議に思う

ただなんとなくめんどう

「なぜ始めないの?」と聞かれても、はっきりと答えられないかもしれません。「ただなんとなく」「あとでやろうと思った」「忘れていた」などと言う人もいますが、もっとも多いのは「めんどう」という答えでしょう。

　定型発達の人ならめんどうだと思わないことでも、ADHDの人には「めんどう」というハードルとなってしまいます。そのハードルは、とても高くそびえたち、簡単にはとびこえられません。

　ADHDの先延ばしグセは、定型発達の人にはなかなか理解してもらえません。やるべきことはしないで、好きなことはできるからです。そのため、やる気がない、わがまま、自分勝手などと見られてしまいます。

　じつは、ADHDの人は、やるべきことを「しない」のではなく、「できない」のです。

困ったことになる

- 質の低下、なくす、遅れる
- 周囲にめいわくをかける
- 問題がこじれたり、解決不可能になったりする
- ストレスをかかえつづける
- かえってできなくなる

めんどうくささが増す

　締め切りがある仕事を先延ばしにしていると、締め切り間際にやらざるを得ません。そのときには、ほかのことができなくなるので、締め切りのために、やるべきことを、いやいややっている気持ちが強まってしまうことがあります。

周囲からあてにされなくなる

自己嫌悪や無力感にとらわれる

▶2章へ

理由②

先のことより目の前の楽しさをとる

「やるべきこと」より「やりたいこと」を始めてしまうのは、目の前の楽しさにひかれるから。スケジュールや締め切りなどを考えずに、やりたい気持ちだけで始めていませんか。

「今」しかない

ＡＤＨＤの人は、過去や未来を考えず、「今」「現在」を生きています。こうした人のことを英語では「Prisoner of Present（現在の囚われ人）」ということがあります。今しか見ることができないのです。

目先のことにとびつく

やりたいことをすぐに始めて、やるべきことはあとまわし。しかも移り気なので、興味をもったことに、すぐにとびつきます。今を楽しむことに囚われているようです。

今楽しいことをしたい

▶２章へ

未来のことは考えられない

ダイエットをしようと決心していたはずです。甘いものの食べすぎで病気になるかもしれません。でも、それはわきに追いやられます。現在が未来につながっていないかのようです。

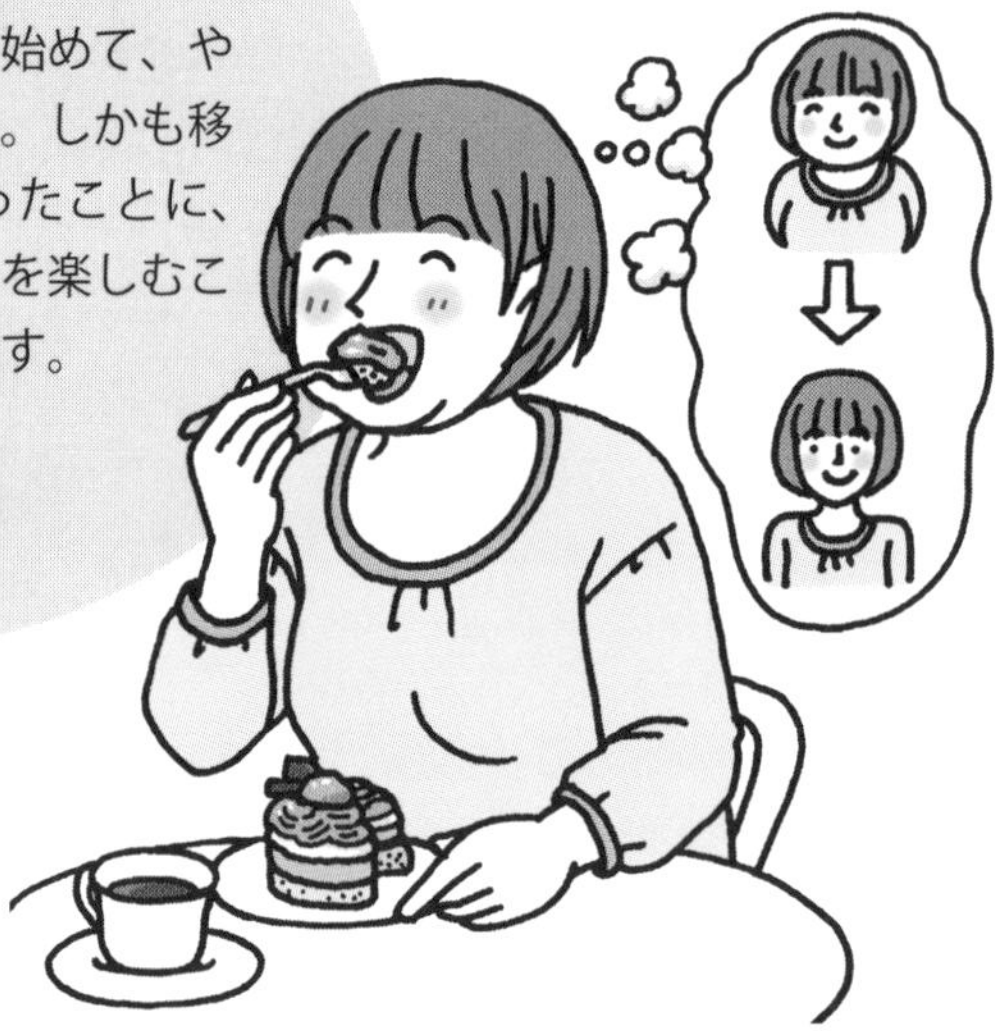

目の前にケーキがあれば、今、すぐに、食べてしまう。そのときにはとても幸せ

性格や人間性の問題ではない

やるべきことをやらず、やってはいけないことをやってしまう。「どうしてこんなにダメな人間なんだろう」と悩むでしょうが、性格や人間性の問題ではありません。ＡＤＨＤだからです。

一カ月後の一万円よりも今日の一〇〇〇円にとびついてしまいます。楽しみを先延ばしにするのは苦手で、未来も過去もなく、今、現在だけです。

目の前にある楽しそうなことのなかには、ダイエット中のケーキのように、「やってはいけないこと」もありますが、そこは考えずにどんどん食べはじめてしまいます。食べている瞬間は幸せ。けれども、「食べてしまった」と、後悔にさいなまれることになります。

また、移り気なので、次々に新しいことにとびつきがち。けれど、長続きせず、三日坊主で終わることもあります。

熱中しすぎることもある

移り気で、次々に楽しそうなことにとびつく反面、ひとつのことに熱中してとめられなくなることもあります。タンスを片づけはじめたらとまらなくなり、徹夜でやってしまい、翌日会社に行けなくなったりします。しかも、いらない服を床にどんどん置いただけなので、かえって散らかっていた、などということも……。

衝動性の問題もある

過去に学べない

過去の経験から学ぶことが苦手です。何度も同じ失敗をして、そのたびに、「きちんとやっておけばよかった」と後悔します。でも、また同じ失敗をしがちです。

過去のことは考えられない

「甘いものばかり食べていると、体によくない、がまんしなさい」と医師に注意されたことがあります。体重が急激に増えて悩んだ過去のことは、その瞬間に頭に浮かびません。

特性も

目の前に魅力的なことが現れると、やりたい気持ちがとめられません。過去も未来もすっかり忘れて、やっていいかどうかなど考えず始めてしまいます。こうした衝動性もＡＤＨＤの特性のひとつです。

理由③

どれから手をつけていいかわからない

やるべきことがあっても、いつまでにやるか、どれからやるかなど、わからないことだらけ。ウロウロするだけで時間はたつし、道具探しもしなくてはならず……。そのうち、やる気は失せてしまいます。

時間感覚の弱さややる気の喪失も

やるべきことが多すぎて、どこからどのように手をつけていいか迷います。スケジュールを立てるとき、つい、やりたいことを最初にもってきてしまいます。

ＡＤＨＤの人は、そもそもスケジュールを立てるのが苦手。時間感覚が弱く、時間の見積もりや逆算がうまくできないからです。

また、とりかかろうとしても、「あれが足りない」「これが見つからない」と探すうちにやる気をなくしたり、目移りしたり……。やる気を行動に移す支障になりそうなものは取り除き、いつもスタンバイＯＫにしておきましょう。

時間の管理ができない

目の前のことだけ見てしまうので、時間の流れでとらえることが苦手です。あと１時間で出かけるというときに、大きな家事を始めたりします。

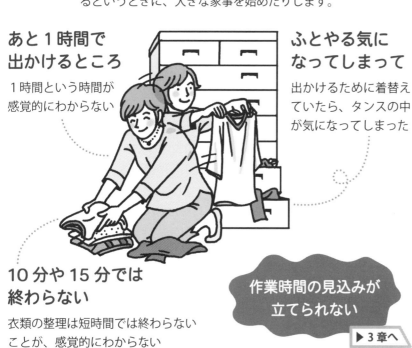

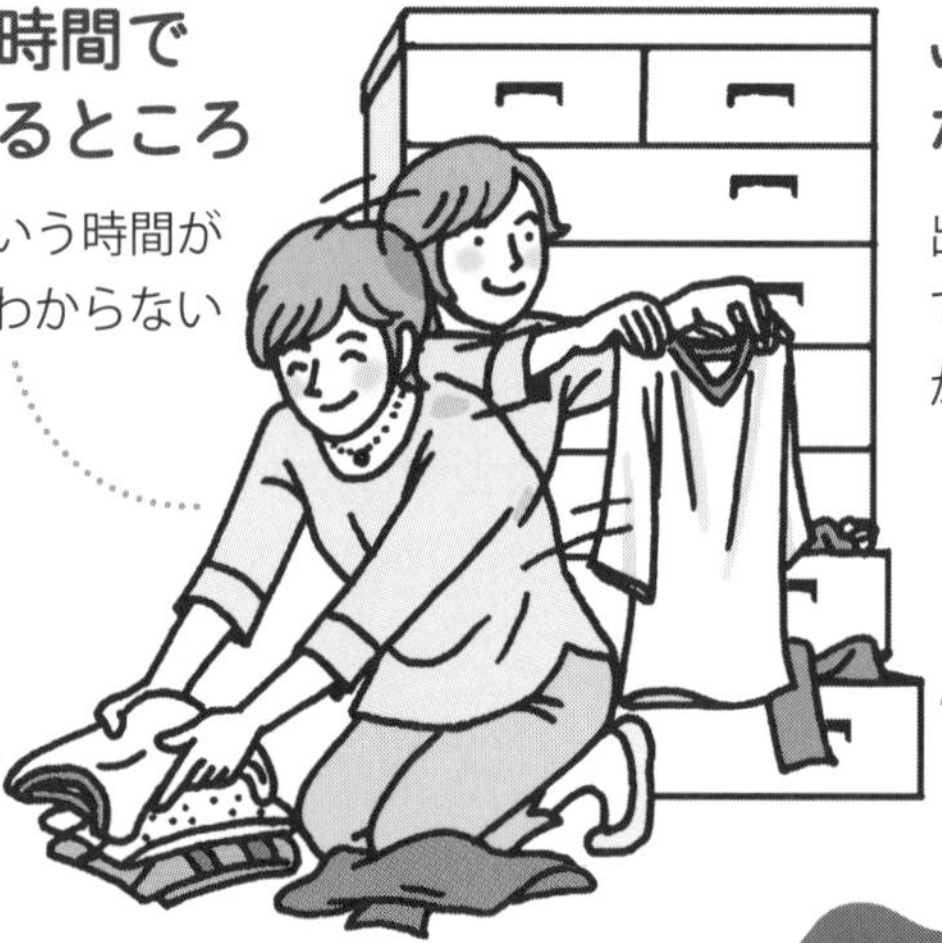

あと１時間で出かけるところ
１時間という時間が感覚的にわからない
ふとやる気になってしまって
出かけるために着替えていたら、タンスの中が気になってしまった
10 分や 15 分では終わらない
衣類の整理は短時間では終わらないことが、感覚的にわからない
作業時間の見込みが立てられない

▶３章へ

やる気が失せる

「よし、やろう」と決心しても、ちょっとしたつまずきで、行動に移せないことがあります。そのうち、やる気はどこかに行ってしまいます。

やる気

「やらなくちゃ」と決心して、とりかかろうとするが……

なにから始めていいかわからない

大事なことよりやりたいことを始めてしまう。あるいは、迷っているうちに時間切れになる

「よく考えてから」と思う

めんどうになって、やる気が失せたり、やるべきことを忘れたりする

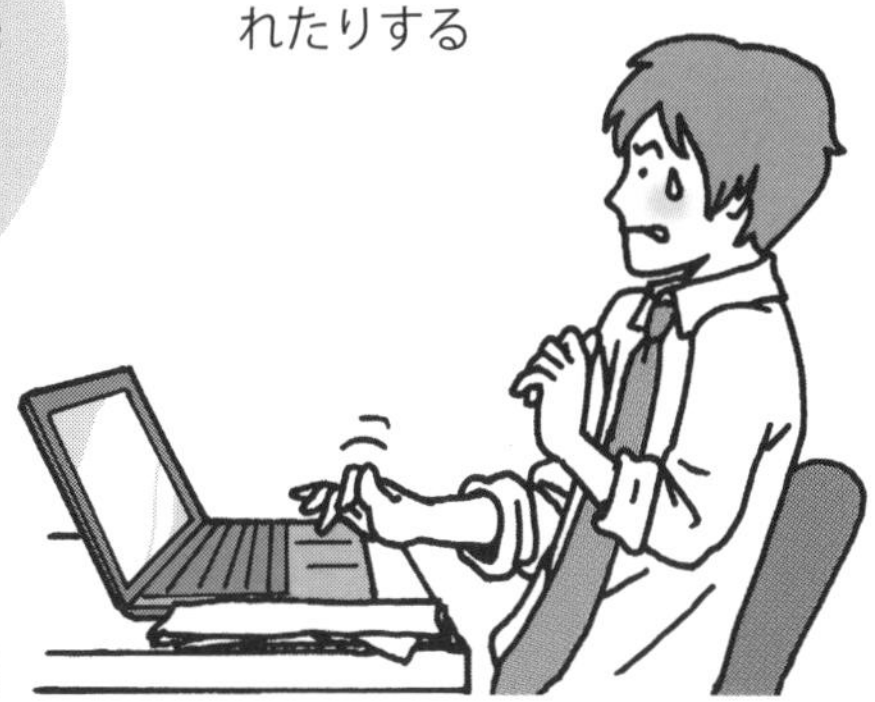

メールがたまって大変なことに

道具が見つからない

最初にもの探しをすることになり、やるべきことができず、やる気もどこかに行ってしまう

すぐにやらない・できないので、やる気が失せてしまう

▶４章へ

そのほかの原因

やろうと思っても行動に移せない原因として、以下のようなものもあります。これらはＡＤＨＤに限らない原因ですが、ＡＤＨＤの人は自分の状態をつかむのが苦手なので、原因として気づいていないことがあります。

● **体調**
頭痛、腹痛など、体のどこかに痛みがあって、がまんしている。熱がある（微熱に気づかないこともある）。

● **空腹**
イライラしたり、だるかったりして動きたくない。

● **睡眠不足**
体がだるくて、動けない。集中力や注意力が低下している。

● **自信がない**
うまくできないのではないかと思って、行動に移せない。

● **悩みごとがある**
常に悩みごとで頭がいっぱいで、やるべきことへ意識が向かない。

やる気を行動に移すスイッチはどこにある？

やろうと思っても動きだせないのは、スイッチが入らないから。このスイッチはどこにあるのでしょうか。――じつは、脳内にあるのです。

スイッチを入れる

やる気を行動に移すスイッチは脳内にあり、そのスイッチを入れるのは、ドーパミンなどの神経伝達物質です。ＡＤＨＤでは、こうした神経伝達物質がうまく働いてくれません。

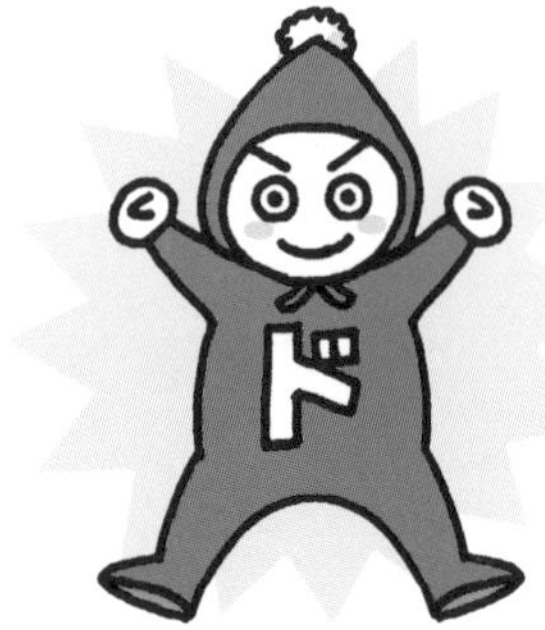

ドーパミン

脳内で情報を運ぶ役割をになっているのが神経伝達物質。そのひとつがドーパミン。ところが、ＡＤＨＤの人の脳内のドーパミンたちは、ちょっと気まぐれで……

やるべきことには

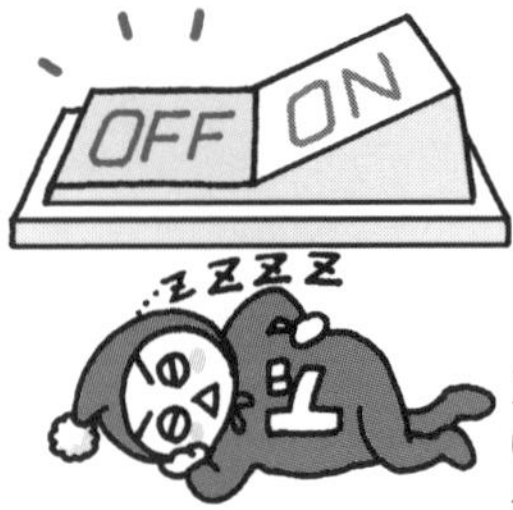

スイッチを入れないといけないのに、サボって寝てる

やりたいこと、目先のことには

てきぱきと働いて、すぐにスイッチＯＮ！

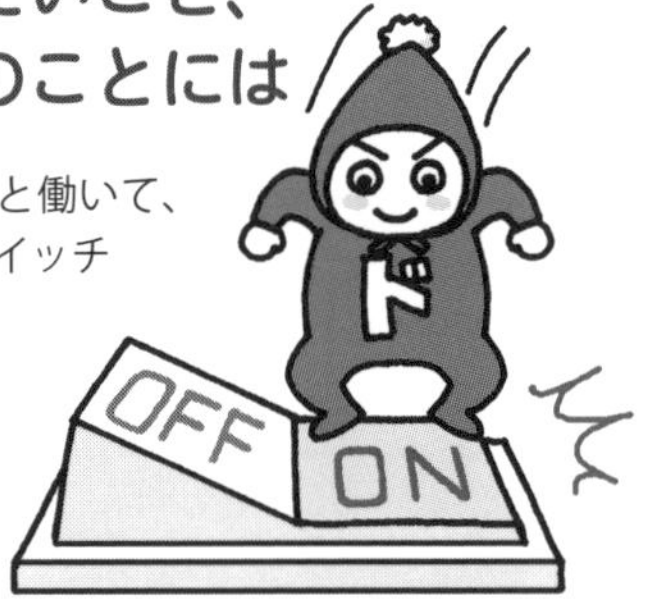

スイッチが入らないのは脳のクセ

ＡＤＨＤの人は、やる気があっても、行動に移すためのスイッチがなかなか入りません。そのスイッチがどこにあるのかを考えるには、発達障害の原因がヒントになります。

発達障害は、知能や人間性、本人の努力の問題ではなく、脳の機能のアンバランスによるもの。ＡＤＨＤでは、脳の機能のうち、やる気を行動に移す機能がうまく働いていないということです。

つまり、やる気を行動に移すスイッチは脳内にあり、スイッチが入りにくいのは、ＡＤＨＤの人の脳のクセのようなものです。

スイッチのある場所

脳内には、いろいろな機能をになっている場所（部位）があります。ＡＤＨＤの人は、主に、前頭前野と側坐核という部位で、ドーパミンなどがうまく働いていないのではないかといわれています。

前頭前《ぜんとうぜん》野《や》

プラン、実行、想像、思考、感情のコントロールなどの機能をになう。脳の司令塔のような部位

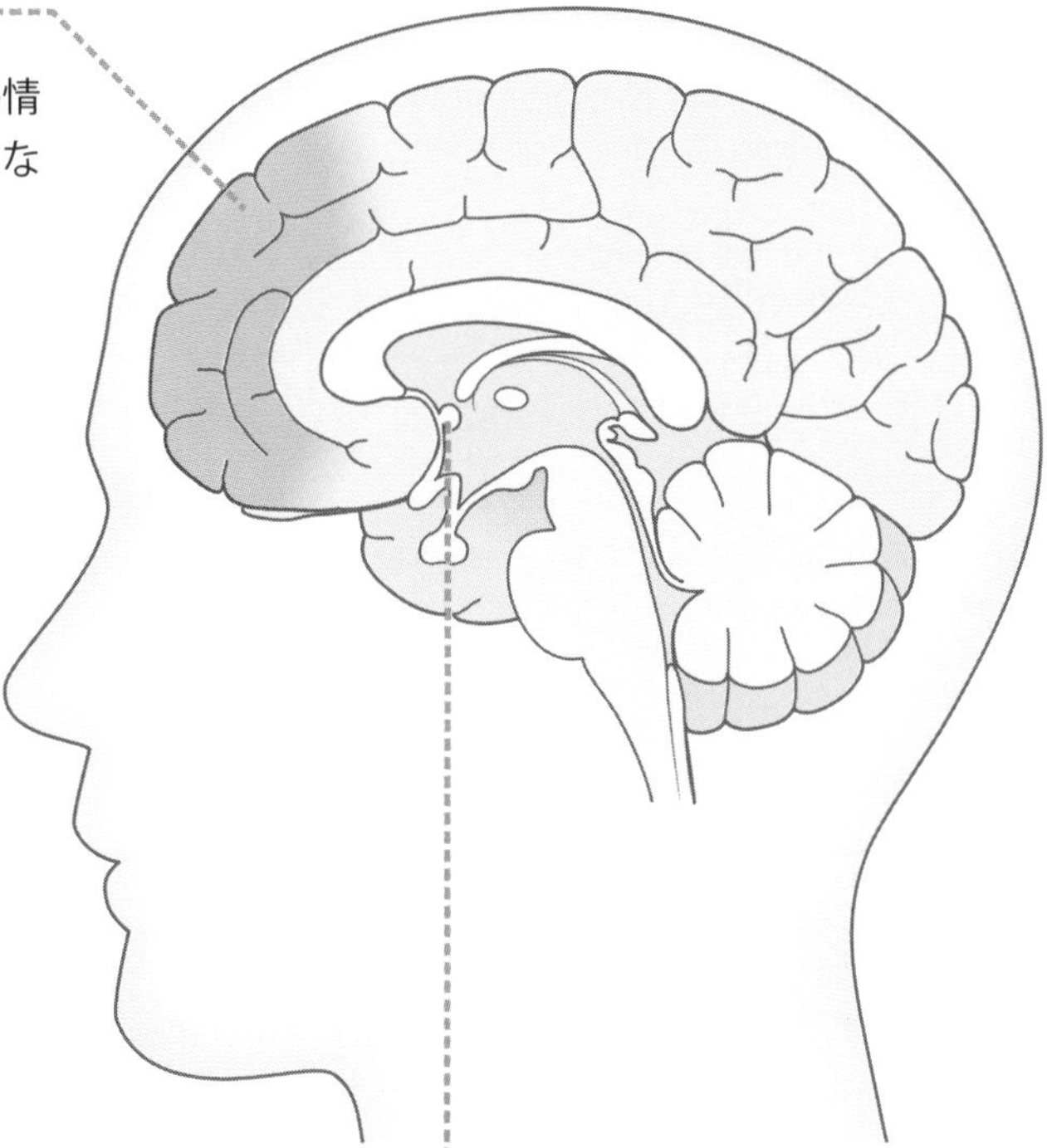

スケジュールどおりに進められない

どのくらいの時間がかかるか見込めない

ものの管理ができず、なくし物、探し物が多い

よく考えずにやりたいことを始めてしまう

やろうと思っても行動に移せない

側《そく》坐《ざ》核《かく》

抑制などの機能をになう。目の前の楽しみにとびつかないよう、衝動性をコントロールする

ダメだと思ってもとめられない

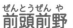

COLUMN

行動できないのは「うつ病」の症状であることも

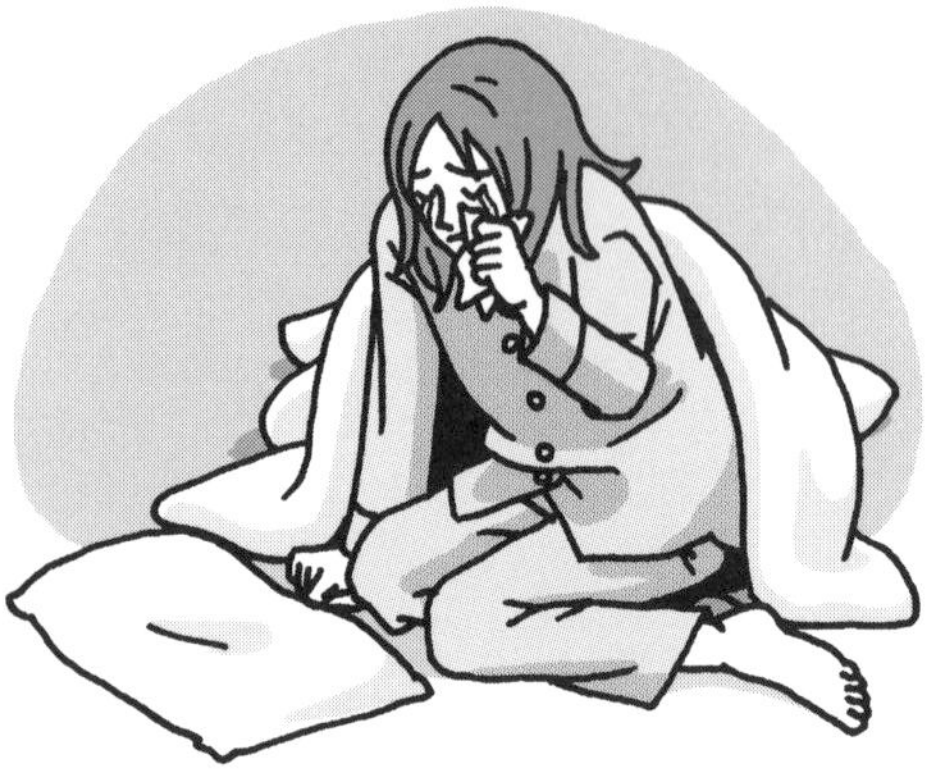

失敗つづきで自己否定感が強くなり、うつ病を発症することがある

うつ病と間違われることやうつ病を発症することも

やるべきことがあってもなかなか始めない——。周囲の人から見ると、行動に移さない理由がわかりません。そのため、うつ病ではないかと思われることがあります。

ＡＤＨＤとうつ病との大きな違いは、やる気があるかどうかということ。うつ病では、やる気そのものがなくなってしまいます。例えば、電気料金の請求書がきても、「振り込みに行かなくちゃ」とは思えないのです。意欲や思考力も低下して、実行力もなくなっています。

ただし、ＡＤＨＤの人がうつ病を発症することがあり、その場合には治療が必要です。そのほか、左記のような病気を発症することもあります。周囲の人は、本人の様子を見て、心配なら気分をたずねてみてください。

発症しやすい心の病気

● **不安症**

不安感や恐怖感が長く続く。外に出られないなど、生活に支障をきたす

● **依存症**

ネット、ギャンブル、アルコール、薬物などに依存し、やめられない

2

「やるべきこと」を「やりたいこと」に

やるべきことはできないけれど、
やりたいことならできる。だったら、
やりたい気持ちになればいいのです。
やる気マネジメントの最初の方法は
気持ちを変えることです。

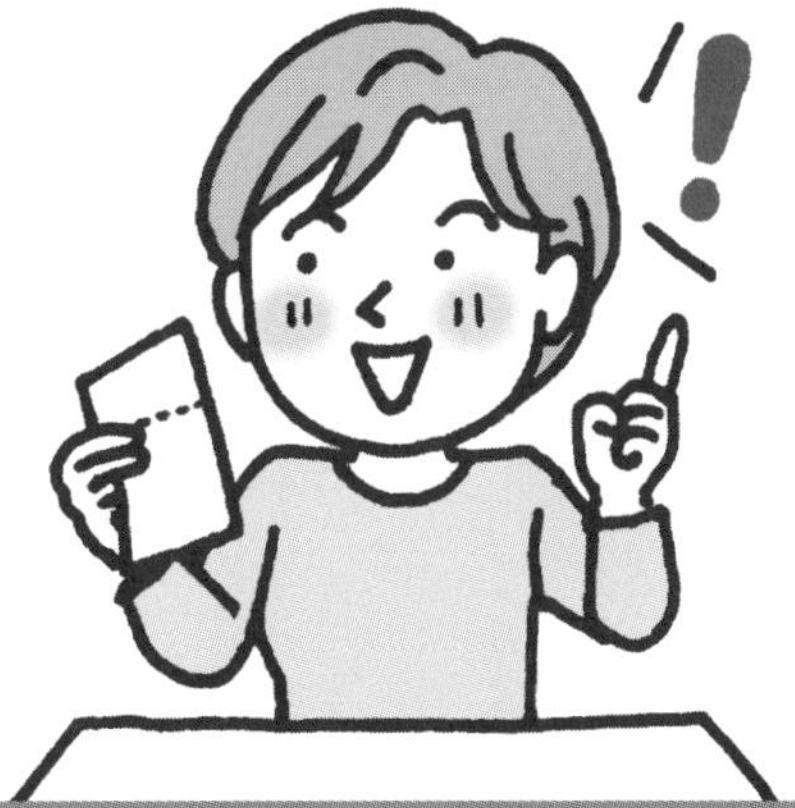

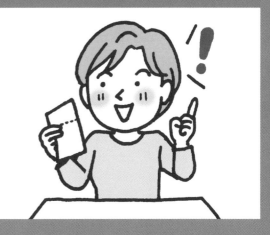

Dさんのケース

車の保険が切れてしまい、当分乗れないことに……

車の保険の通知を受け取る

車の保険の更新時期がやってくるという通知を受け取ったDさん。手続きは、保険料を振り込むだけで自動更新です。

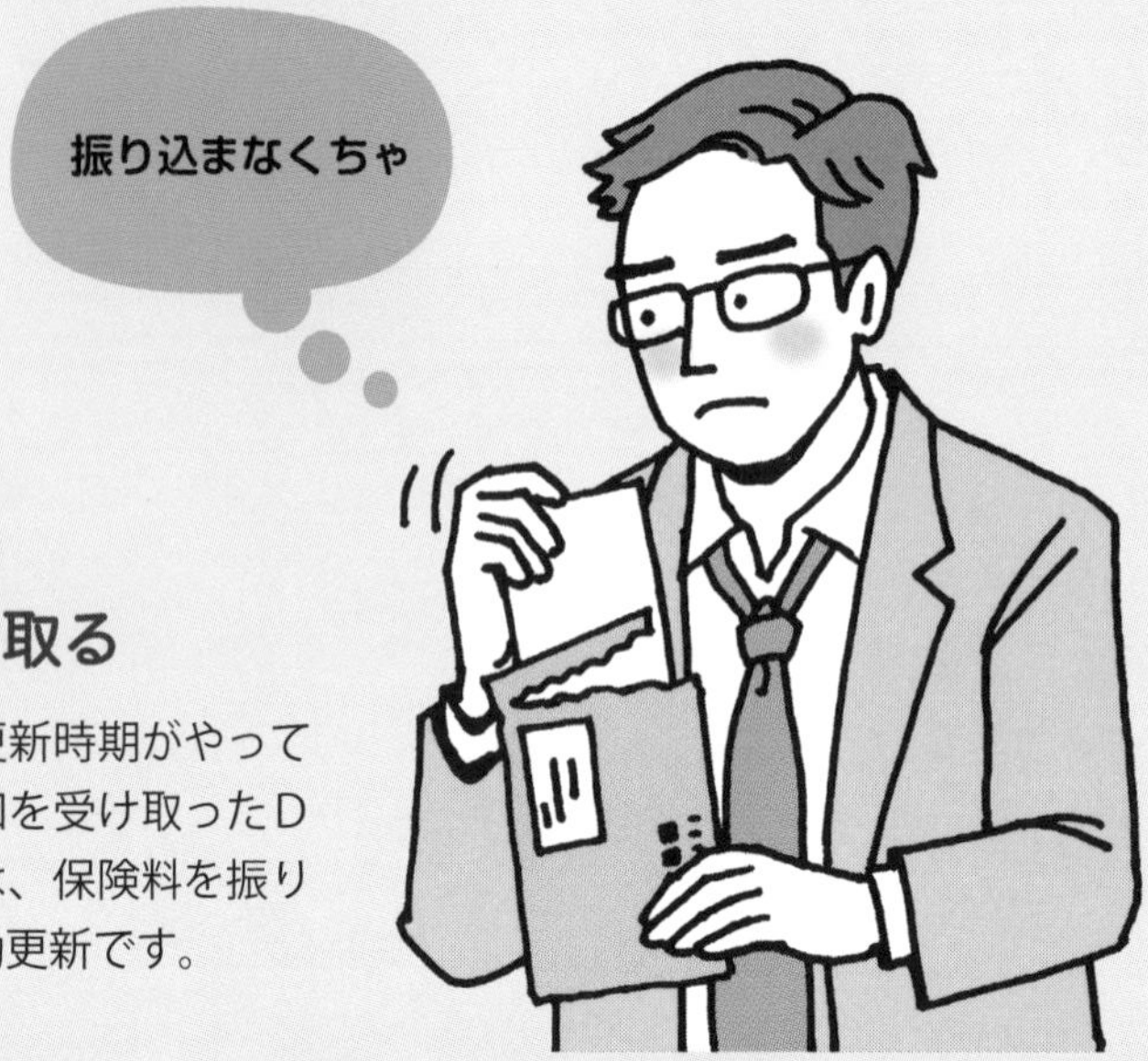
振り込まなくちゃ

やるべきことはわかった

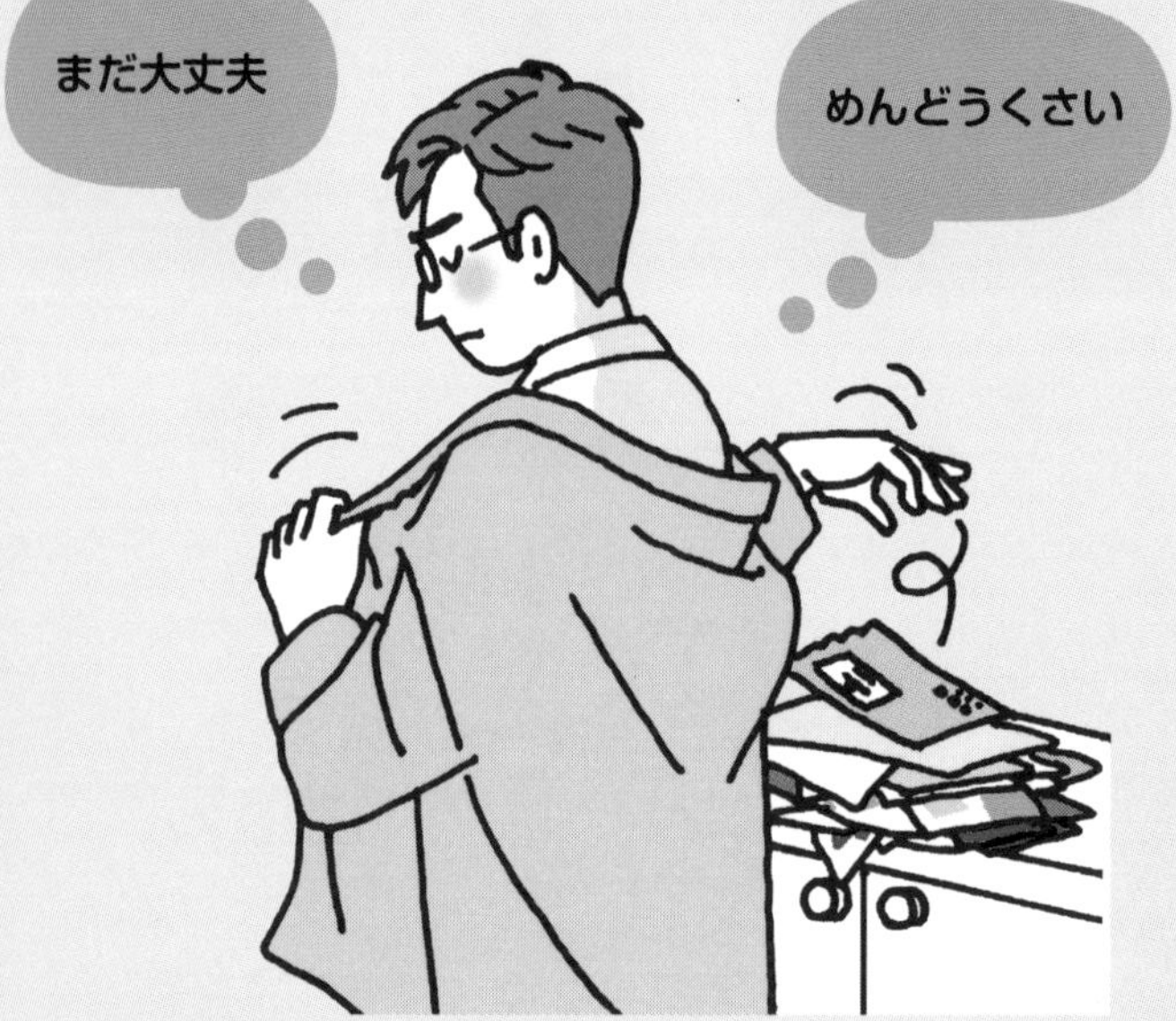
まだ大丈夫
めんどうくさい

なかみの書類は封筒に戻さず、無意識に置いた

振り込みを先延ばし

保険期間を見ると、まだ余裕があります。保険料は保険内容によって違いますが、「今年と同じでいいや」と思い、とりあえず置いておくことにしました。

確認の電話がある

数日後、保険会社から確認の電話がありました。電話をもらったので、お金を振り込んでいないことを思い出しました。

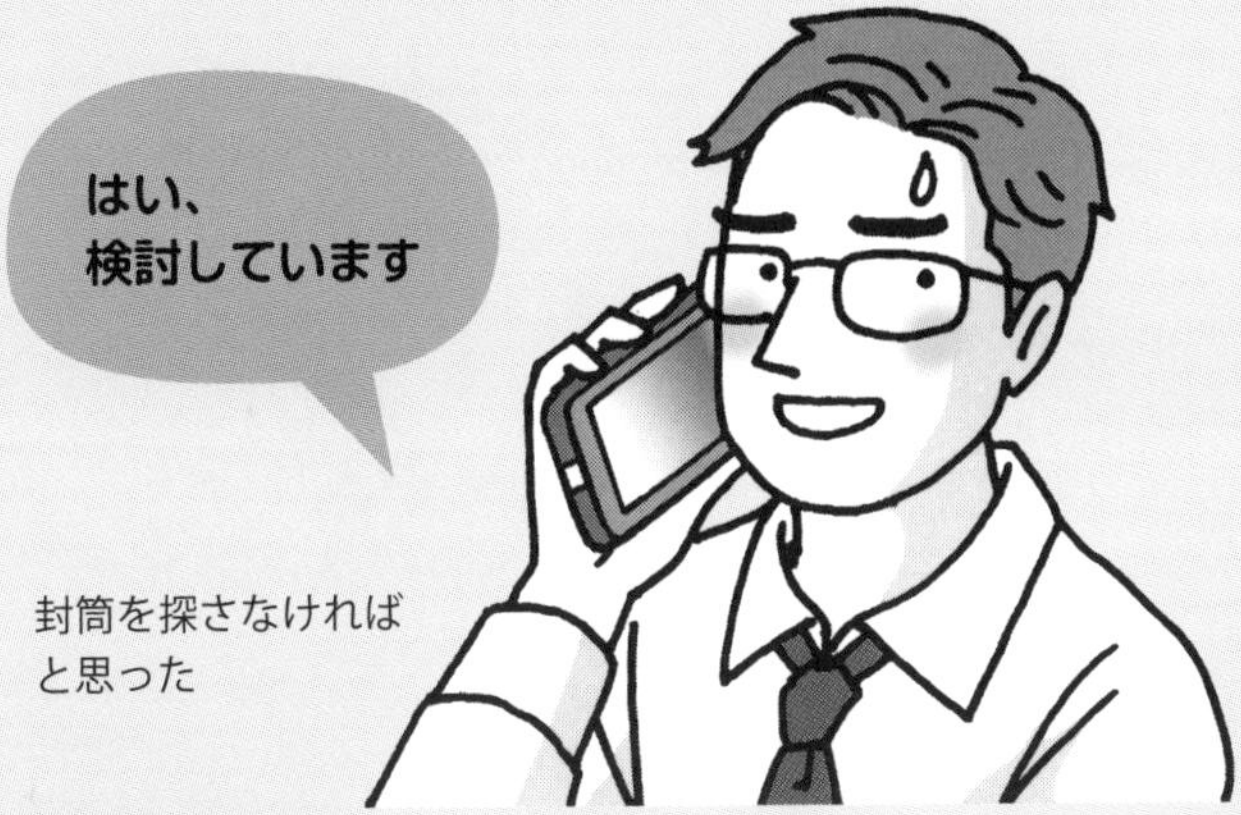
はい、
検討しています

封筒を探さなければと思った

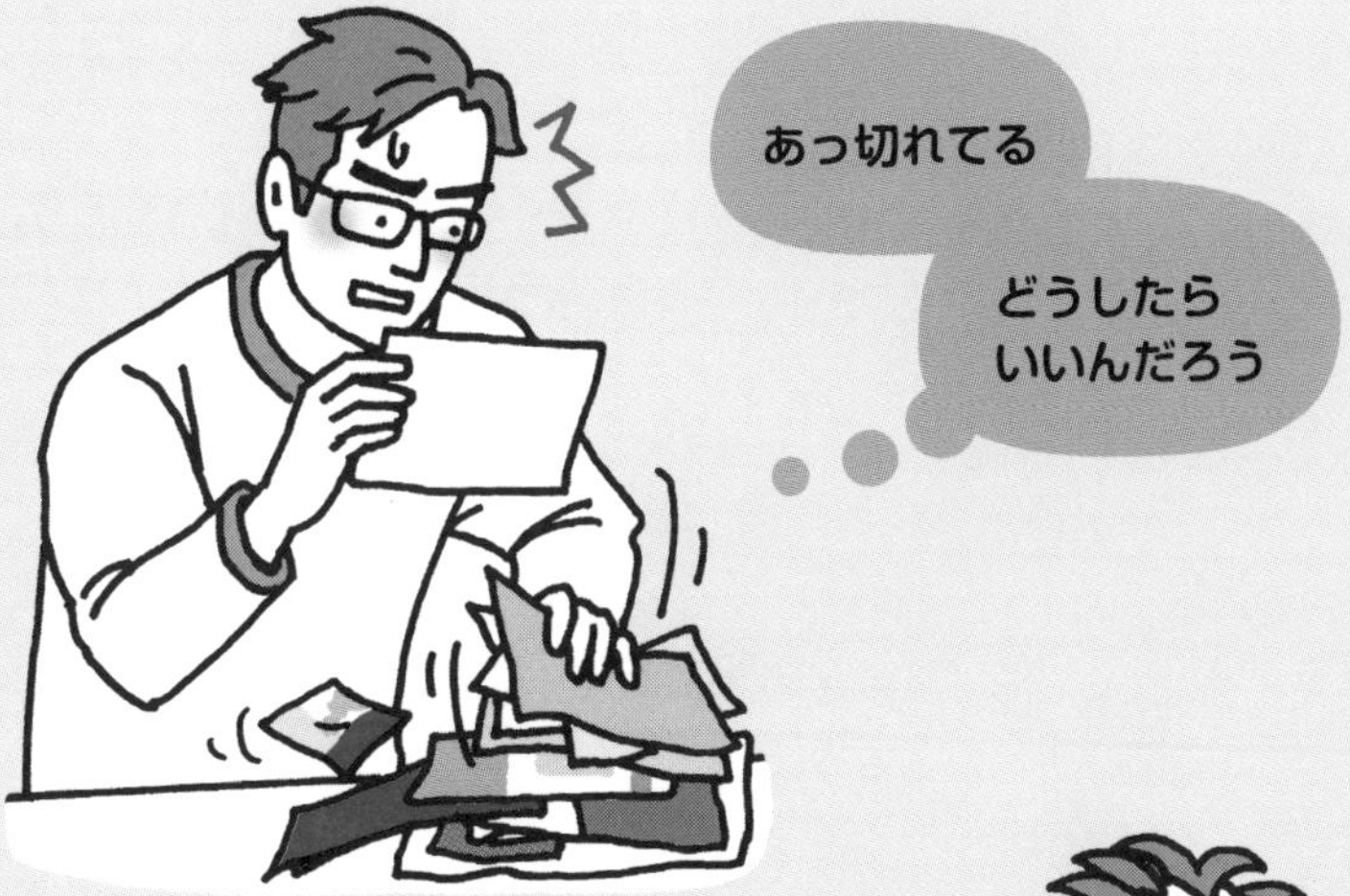
あっ切れてる
どうしたら
いいんだろう

書類は見つかったものの、困った事態に

保険が切れている！

ようやく見つけた封筒になかみが入っていない。さらに数日後、よく探したら、ほかの手紙の間にはさまっていました。見ると、保険期間が切れていたのです。

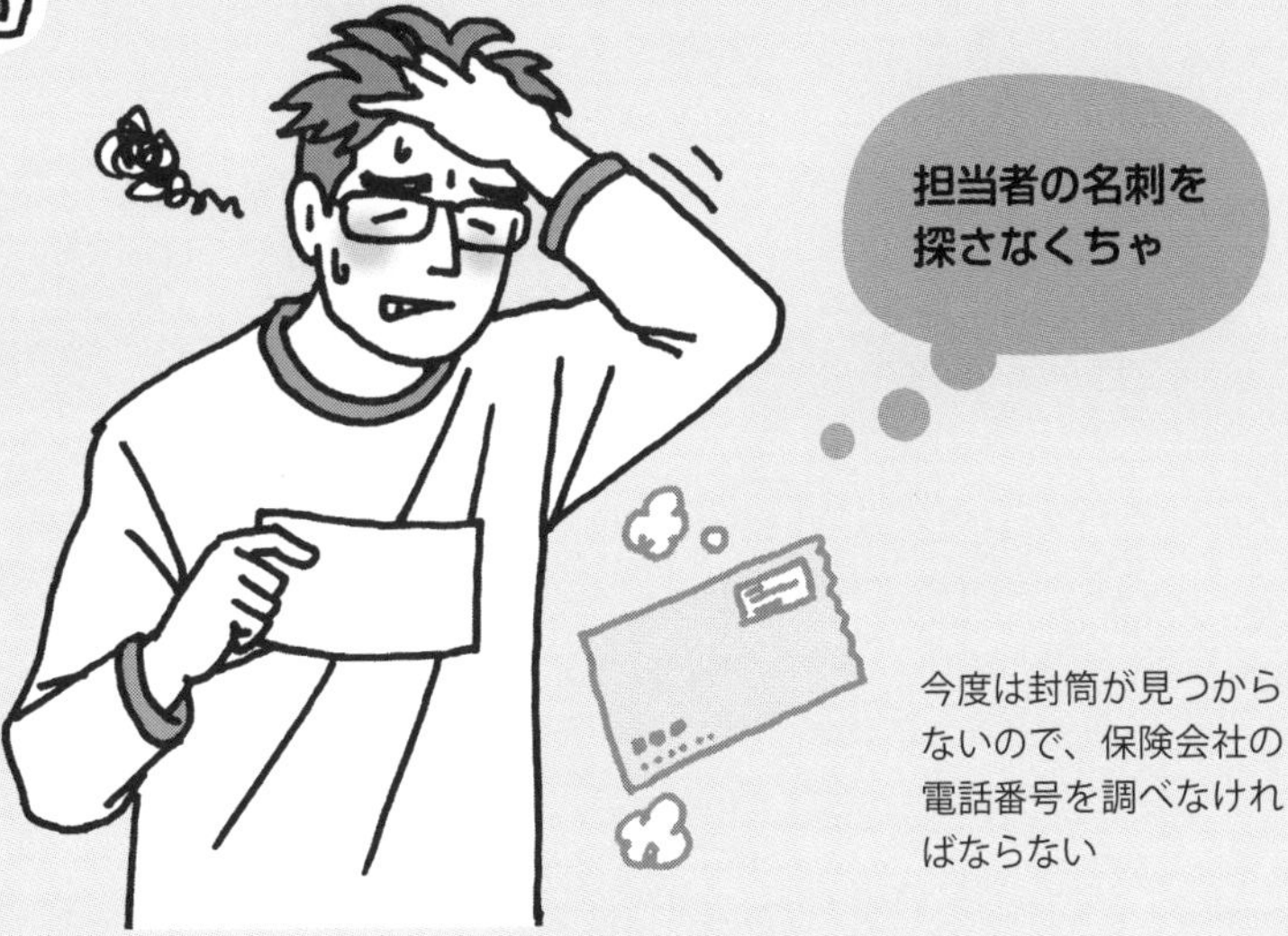
担当者の名刺を
探さなくちゃ

今度は封筒が見つからないので、保険会社の電話番号を調べなければならない

電話で確認しないといけないが

保険会社に電話で相談しないといけません。「手続きをするまで車には乗れない」と、頭をかかえてしまいました。

やるといいことを考えてみよう

「やるべき」なのはわかっているけれど、めんどうだ、とやる気がしぼんでしまいます。まずは、その気分を変えましょう。やるといいことを考えてみるのがやる気マネジメントの第一歩です。

いいことの例

そのことをやるメリットに目を向けましょう。メリットが見つからないのなら、やらないと困ることを考えてみます。その逆がメリットになるわけです。先延ばしグセのあるDさんを見てみましょう。

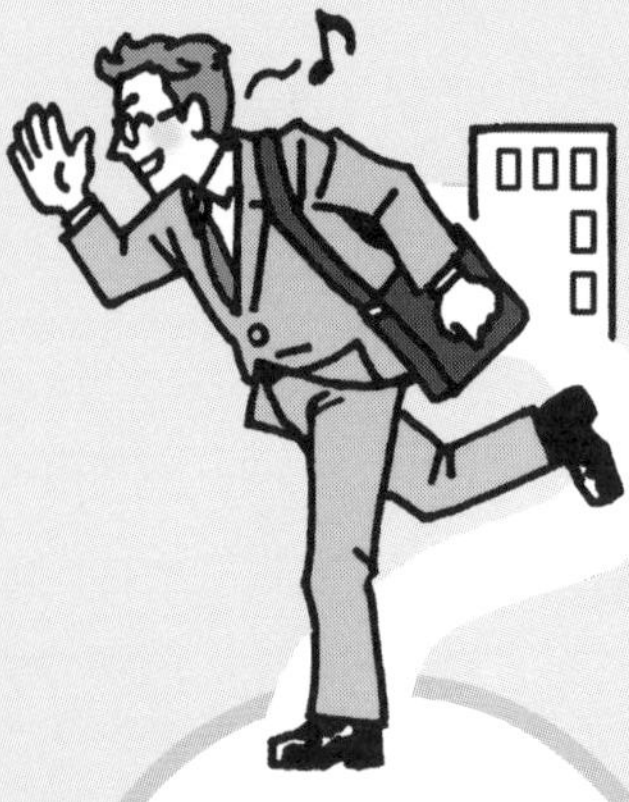

アフター5は自由時間

残業せずに帰れる

やるべき仕事をやれば、1日の予定が就業時間内にできます。

車に乗れる！

P24のDさんの例では、保険の手続きをすれば、安心して車に乗ることができます。

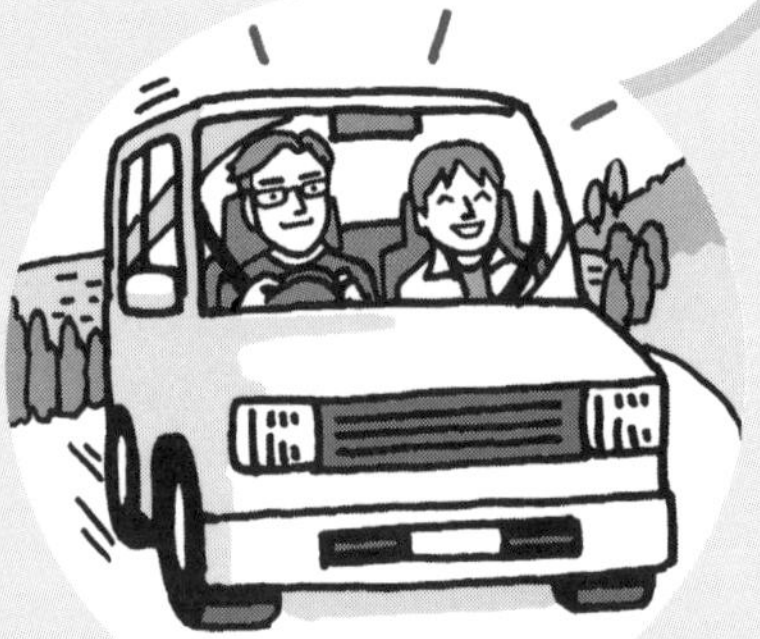

家族も喜ぶ

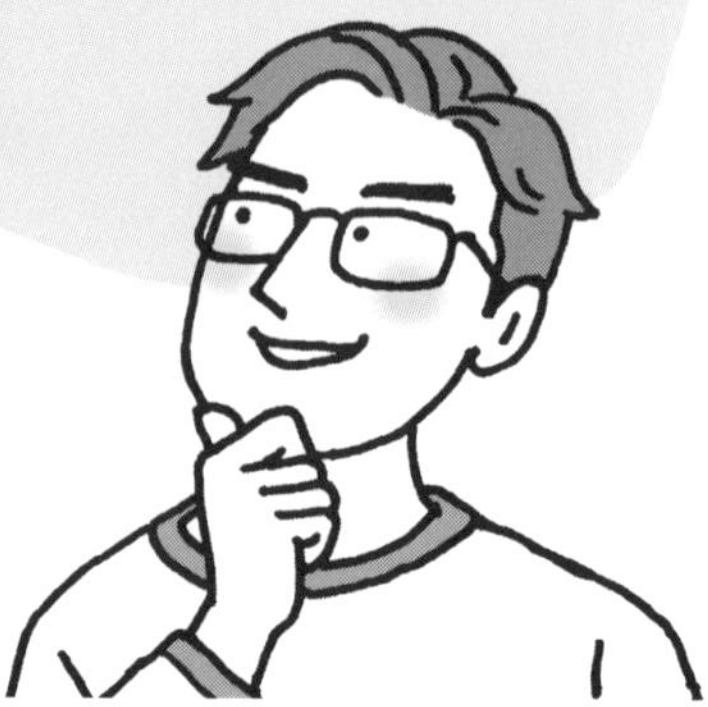

想像力を働かせて、いい結果を考えてみよう

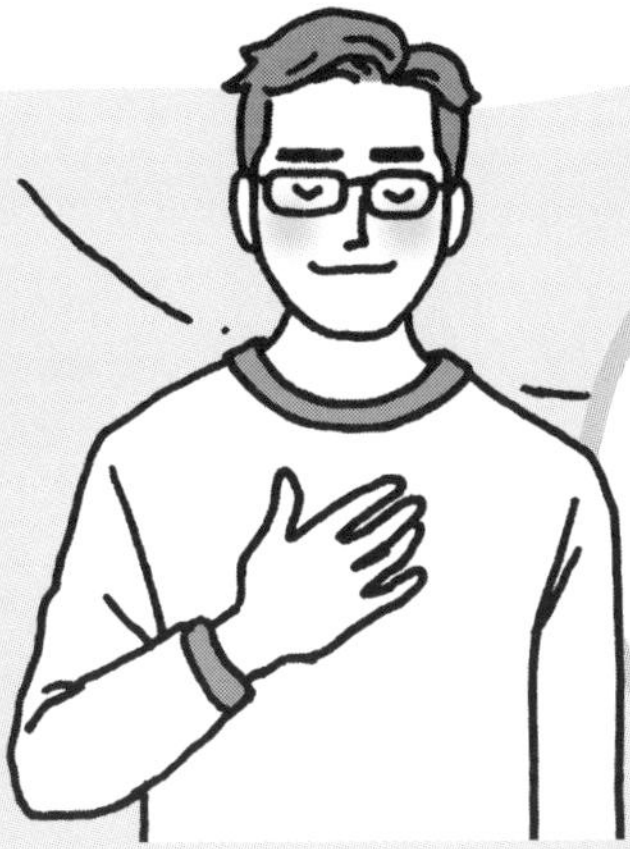

ストレスが軽減される

先延ばしをしている間は、やるべきことがずっと気にかかるはず。先延ばしをしなければ、そのストレスから解放されます。

気分が落ち着く

やるべきことを予定どおりにすませれば、「もう大丈夫だ」と、気分が落ち着きます。

「この件はすんだ」と、ひと安心

自信がつく

ぐずぐず、だらだらした自分はダメな自分。でも、「やろうと思えばできるじゃないか」と、自信がつきます。

ほめられる

職場でも家庭でも叱られることの多かった自分。でも、やるべきことをやれば、きっとほめられるでしょう。

仕事が進む

先延ばしをしなければ、スケジュールどおりに仕事が進みます。

結果も上々

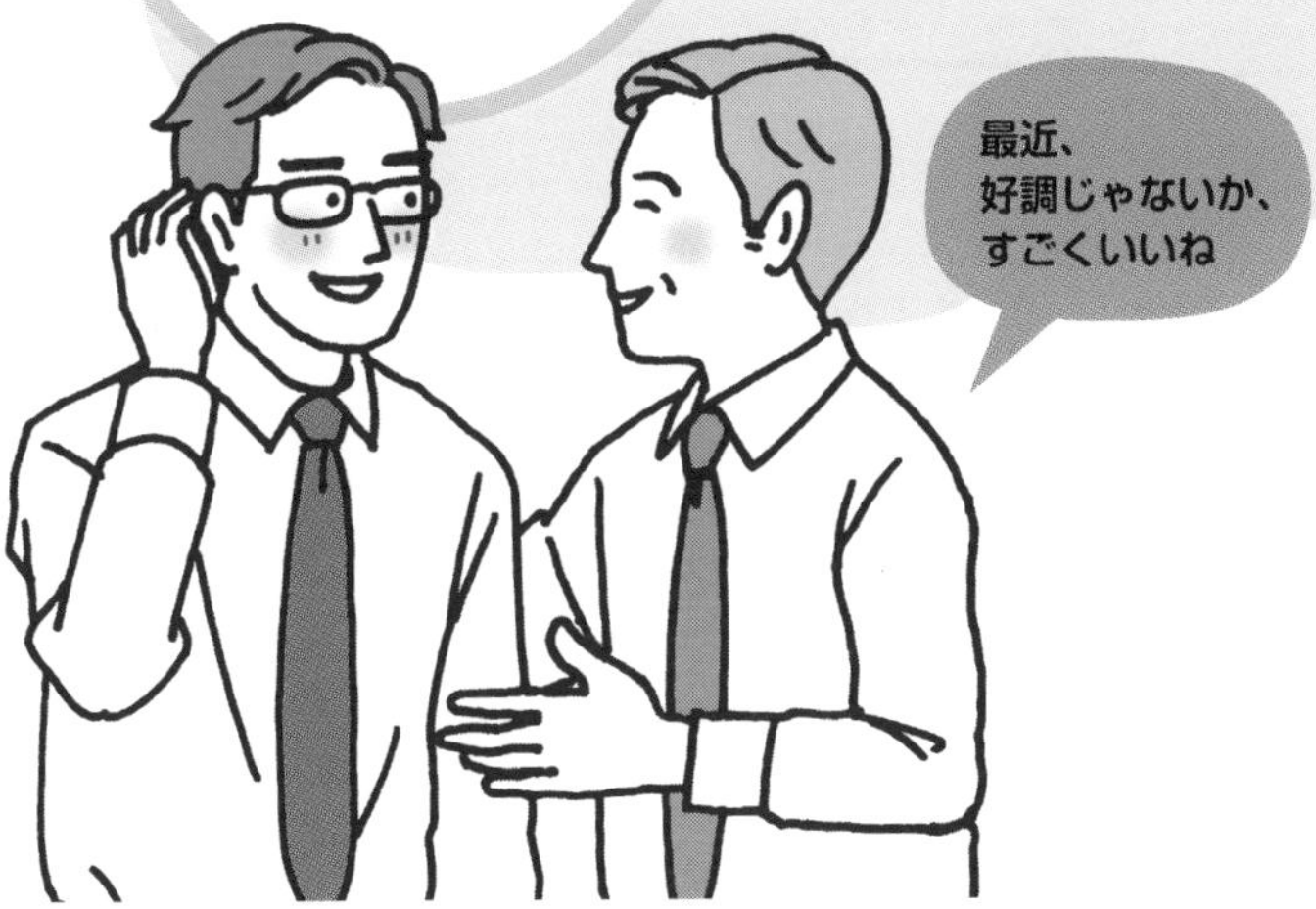

気にかかることがなくなり、明るくなったDさん。営業成績がアップして、職場でほめられた

やる気を行動に移すために

「やるべきなのに」「やらなくちゃダメだ」と考えれば、暗い気分になってしまいます。その義務感はちょっと横に置いて、そのことをやると、どんないい結果があるかを想像してみましょう。

きっと気分が明るくなり、始められるはずです。

「〜したい」と口に出してみる

やる気を行動に移すスイッチを入れるには、「やろう」という気分をもりあげるのもひとつの方法。「〜したい」と言ってみるのです。「そんなことで」と思いますか。じつは、言葉には力があるのです。

気分をもりあげる言葉

　やるべき義務だと思うとやる気がしぼんでしまいます。やりたいことならできるＡＤＨＤの人。「やりたい」と声に出してみましょう。不思議なことに、スイッチが入ります。

〜したい
耳から入る
情報になる
声に出して実際に言ってみる。表情や声の調子も明るくしよう

気分
言ってみる

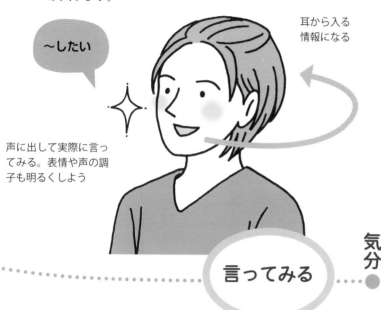

言葉の力で自己暗示にかける

　心の奥にある小さなやる気をふくらませて、スイッチを入れましょう。言葉の力を借りるのです。

　言葉には「言霊《ことだま》」といって、不思議な力が宿ると、日本では昔から信じられてきました。言葉の力でやる気をもりあげていくのです。自己暗示といえるかもしれませんが、言葉にすることで、やる気がふくらんできます。

　たとえ本心ではないと思っても、「〜したい」と言ってみましょう。一回で気持ちが変わらないのなら何度も言います。最初はしぶしぶ言っていても、くり返すうちに気分が変わってくるでしょう。

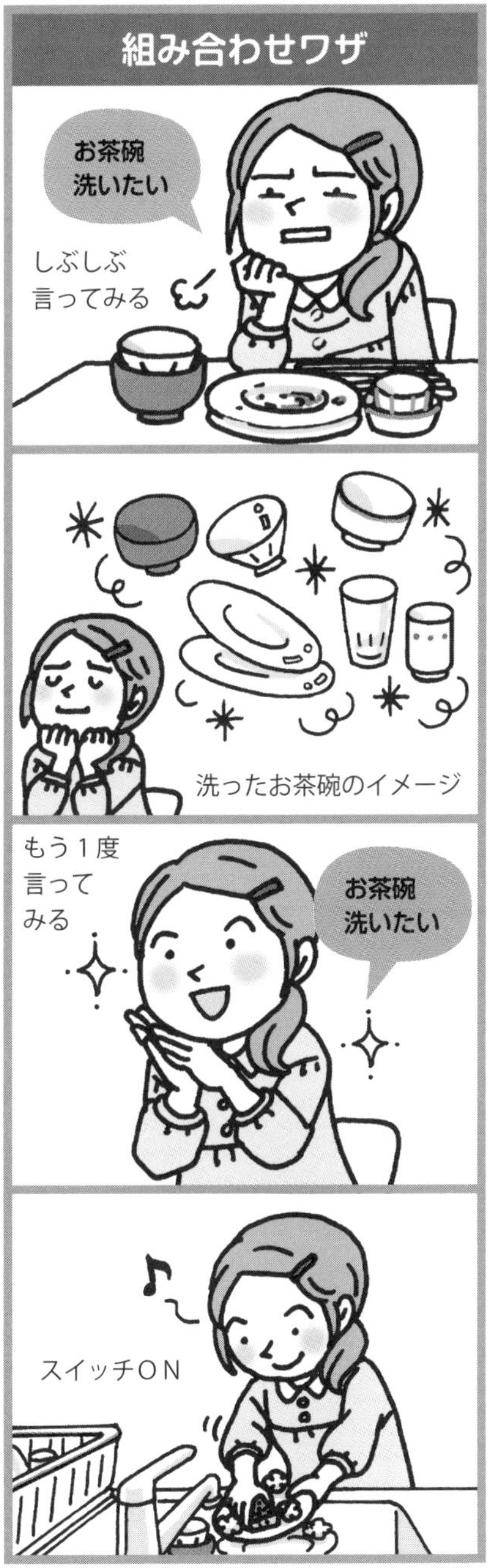
組み合わせワザ
お茶碗洗いたい
しぶしぶ言ってみる
洗ったお茶碗のイメージ
もう１度言ってみる
お茶碗洗いたい
スイッチＯＮ

自分をほめよう

やるべきことがやれたら、自分をほめます。この場合も、声に出すことが大切です。自信がつき、次のやる気につながります。

「できたじゃない」「がんばったよね」「やった！」「うれしい！」

完了！

やりはじめる

「〜したい」の代わりに、こんな言葉でもＯＫ

「楽しそう」「おもしろそう」
「簡単、簡単」「できる！」

「〜したい」の代わりに、こんな言葉はＮＯ

「だって〜だから」
「どうせ〜だから」

一〇〇点ではなく七五点主義に

やるべきことをなかなか始められないのは、「完璧にやるべきだ」と思っているせいかもしれません。完璧主義は、やる気を行動に移すのをさまたげてしまいます。

75点主義になろう

100点をめざして挫折するぐらいなら、最初から75点主義でいきましょう。そのほうが、自分を責めたり、イライラしたりせず、明るく過ごせます。

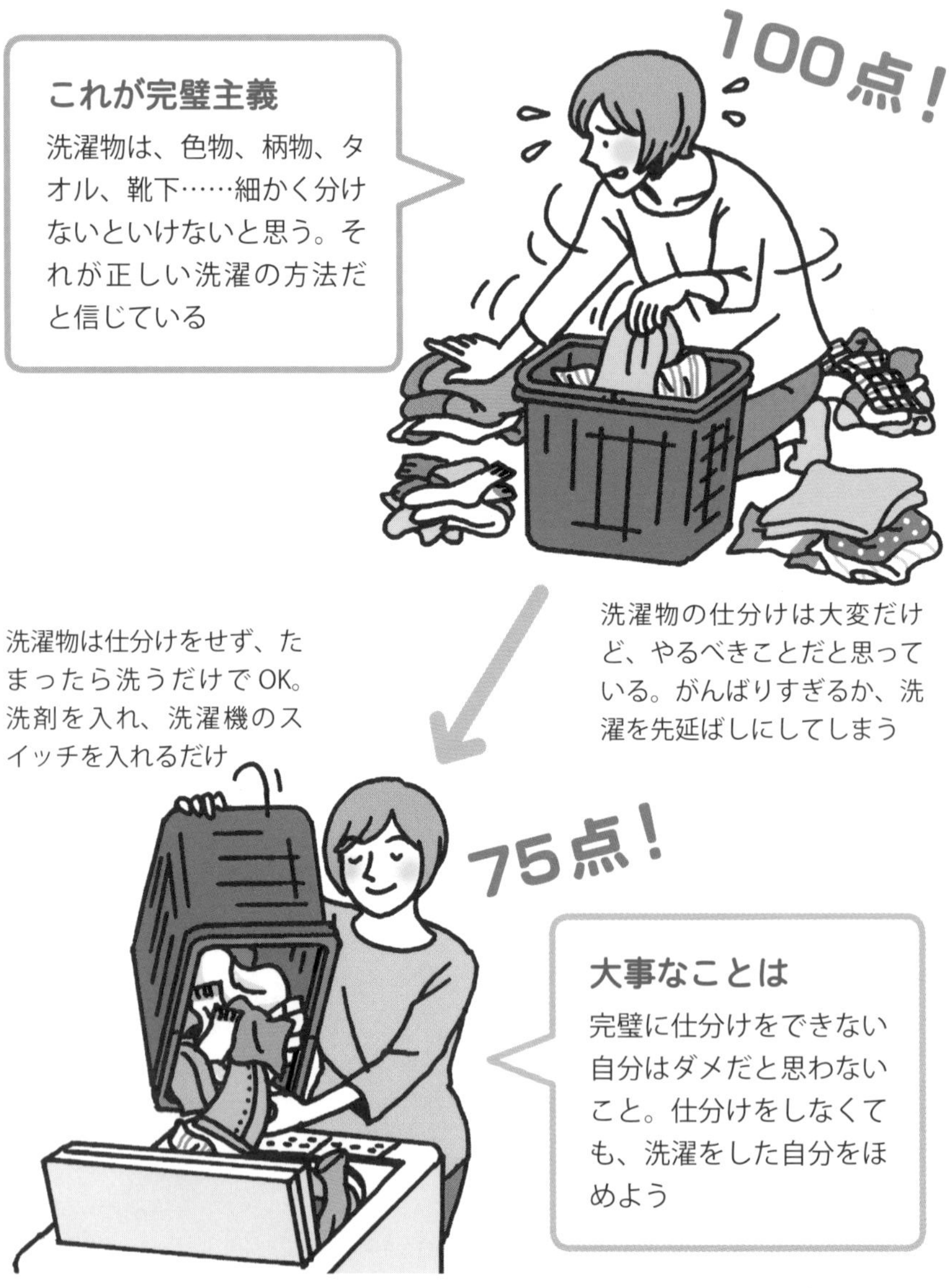
100点！
これが完璧主義
洗濯物は、色物、柄物、タオル、靴下……細かく分けないといけないと思う。それが正しい洗濯の方法だと信じている
洗濯物の仕分けは大変だけど、やるべきことだと思っている。がんばりすぎるか、洗濯を先延ばしにしてしまう
洗濯物は仕分けをせず、たまったら洗うだけでOK。洗剤を入れ、洗濯機のスイッチを入れるだけ
75点！
大事なことは
完璧に仕分けをできない自分はダメだと思わないこと。仕分けをしなくても、洗濯をした自分をほめよう

自分をすり減らさない

「やるからにはきちんとやらなくてはならない」と思っていませんか。「私は完璧主義だ」などと自覚していないかもしれませんが、一〇〇点満点をめざしているのなら、完璧主義です。

ADHDの人は、一〇〇点をめざすのは難しいのが現実です。がんばりすぎて自分をすり減らすだけ。がんばりすぎないことが大切です。

一〇〇点でなくていい。できない自分をダメだと思わず、七五点でよしとします。そして七五点できたら、自分をほめましょう。

アイデア集

いわゆる「手抜き」の方法を考えましょう。ADHDの場合、それは手抜きではなく、75点にするための方法なのです。例えば、以下のようなアイデアがあります。

食器洗い

- 食洗機を買う
- 刺身などは買ってきたパックのまま食卓へ
- 洗う食器の数を増やさないようにワンプレートに盛る
- 油のついていないものは洗剤を使わずお湯だけで洗う

洗濯物の片づけ

- ハンガーで干してそのままクローゼットへ
- ノーアイロンの服だけ買う
- ワイシャツはクリーニング
- 靴下などは、たたまずに収納

職場では

- 締め切りは余裕をもたせて設定
- 困ったときに相談できる人を決めておく
- できそうもないときには、早めに相談する
- 確認やリマインドをお願いしておく

全部やったら疲れはてる

ADHDの人が、家事や仕事を先延ばしにせずに全部やろうとすると、大変なことになります。

ADHDがあると、情報の取捨選択や優先順位をつけるのが苦手です。あちこち気になったり思いついたりして、動きまわることになります。活動量が増えるので、疲労困憊。体調をくずすことになるでしょう。

会社勤めも働き方を見直す必要があるかもしれません。

気がつく家事を全部やると、夕方には疲れはてて、動けなくなる

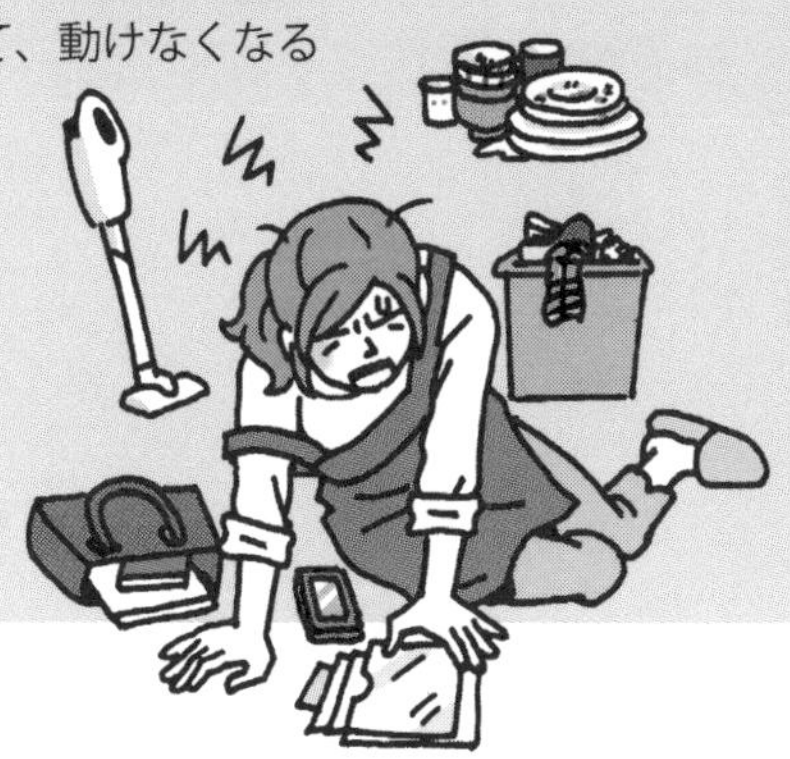

小さな成果でも、大きく喜ぼう

「やらなくては」と思っても、「大変そうだ」と感じたら、「できそうもない」と腰がひけてしまいます。目標を低くすれば大丈夫。小さくても、成果をあげたことを大きく喜びましょう。

達成感は次のやる気になる

最初から高い目標を設定して取り組もうとするのは、やる気をしぼませるやり方です。

作業を小分けにすれば目の前の目標は低くなり、すぐにできそうな気がして、とりかかりやすくなります。一段階の成果は小さくなるでしょうが、それでも「できた！」という達成感を味わうことはできます。

また、行動を起こしたという事実も成果のひとつといえます。「できた！」「すんだ！」と大きく喜び、達成感を味わいましょう。

達成感は次のやる気を引き出し、作業を続けることができます。

何度も「やった！」気分に

ＡＤＨＤの人は、これまで達成感を味わうことがあまりなかったかもしれません。達成感は次の作業にとりかかるスイッチになります。ひとつやったら、そのつど達成感を得ていけば作業を続けることができ、大きな成果につながるでしょう。

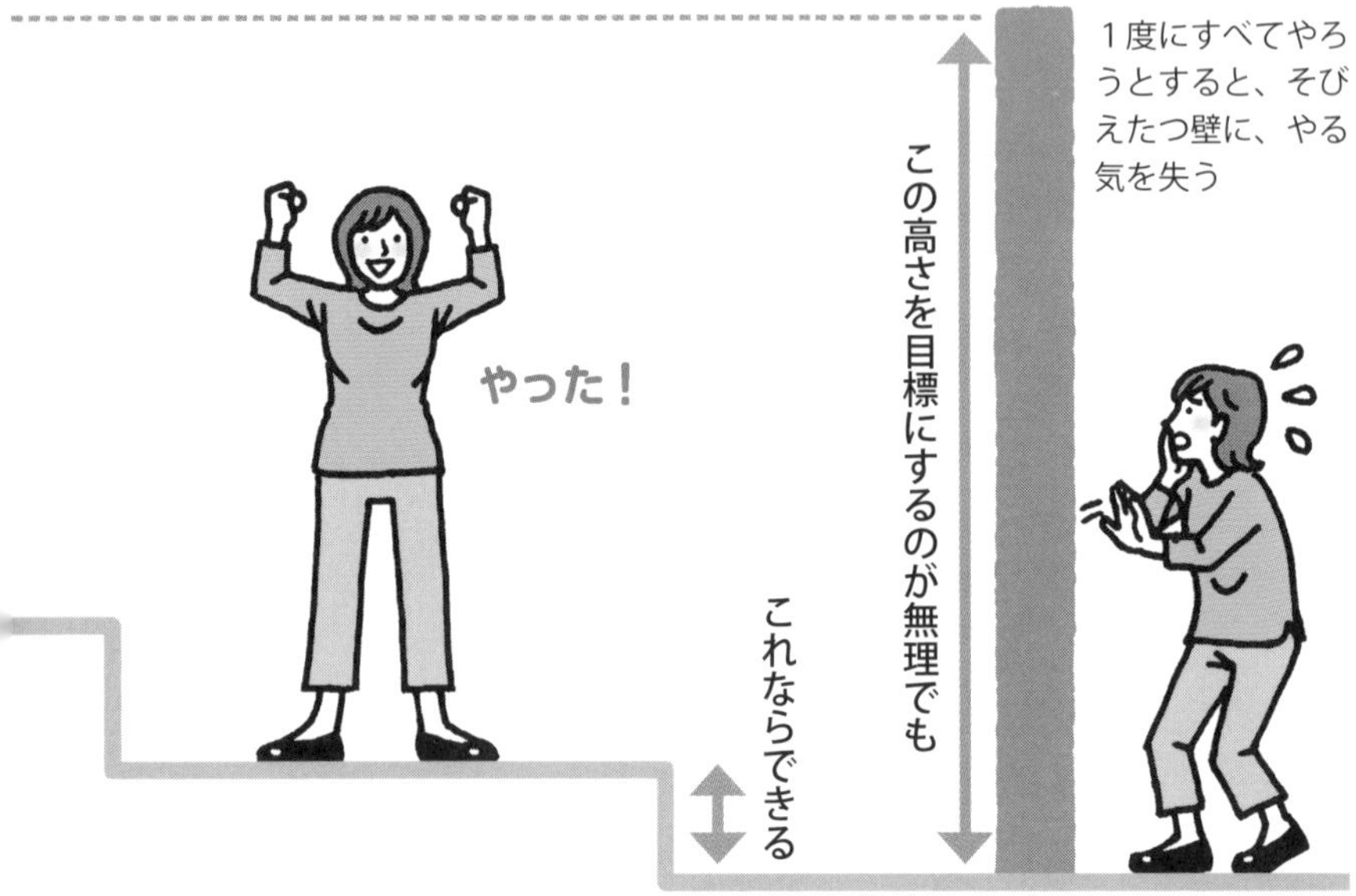
1度にすべてやろうとすると、そびえたつ壁に、やる気を失う
この高さを目標にするのが無理でも
これならできる
やった！

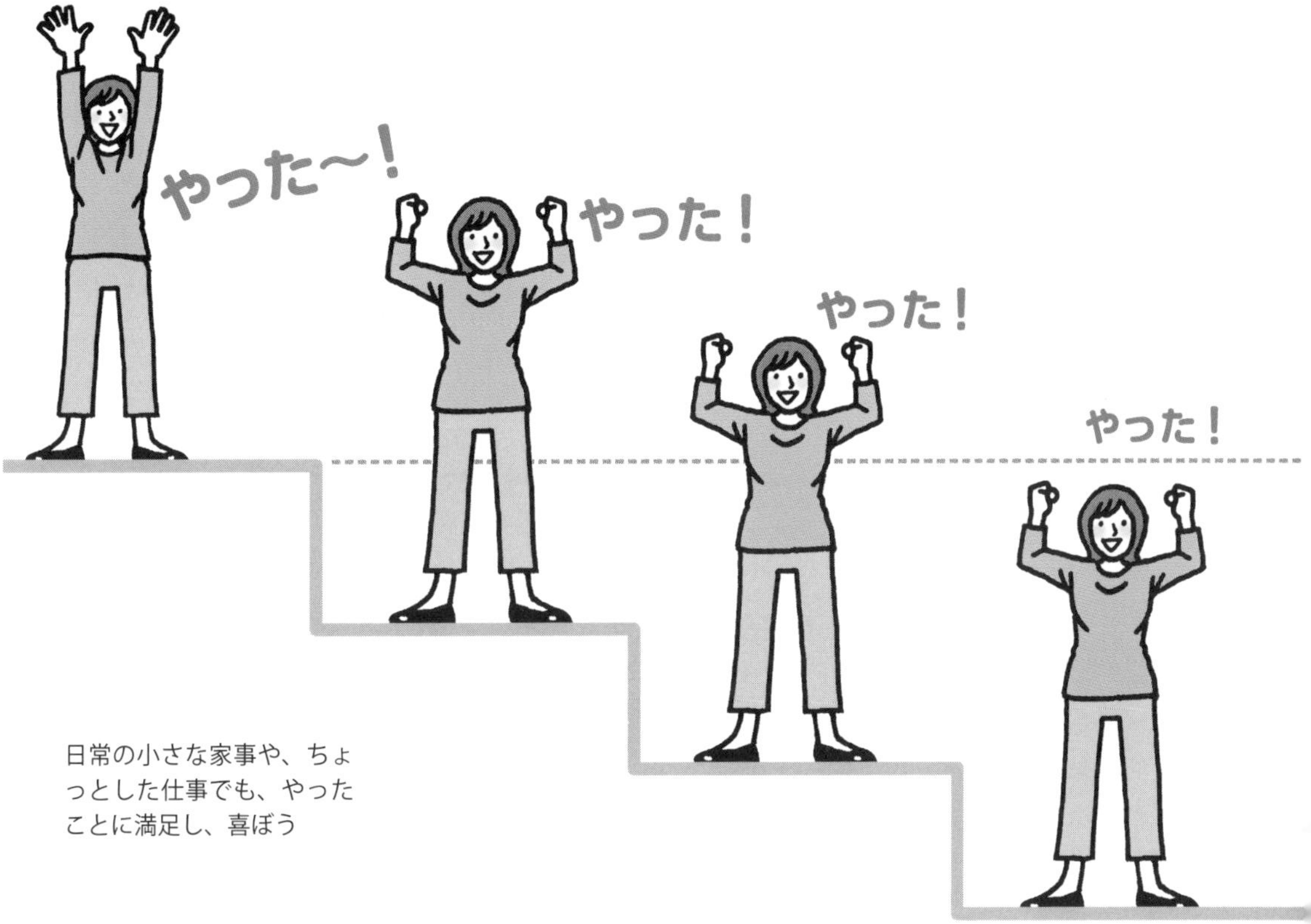

日常の小さな家事や、ちょっとした仕事でも、やったことに満足し、喜ぼう

片づけなら

10分ごと

作業を細かく分け、10分でひと区切りとする。10分間、片づけが続けられたら、「やった！」。ひと休みして、次の10分にとりかかろう

書類作成なら

ひと区切りごと

作成する書類を細かく段階分けして､ひと区切りできたら「やった！」。ひと休みして、次の段階の書類を作りはじめよう

目に見えるかたちに

頭の中で成果を確認するより、目に見えるかたちにする（視覚化）と、成果がわかりやすくなる。「ここまですんでいる」と、見るたびに何度も達成感が得られる

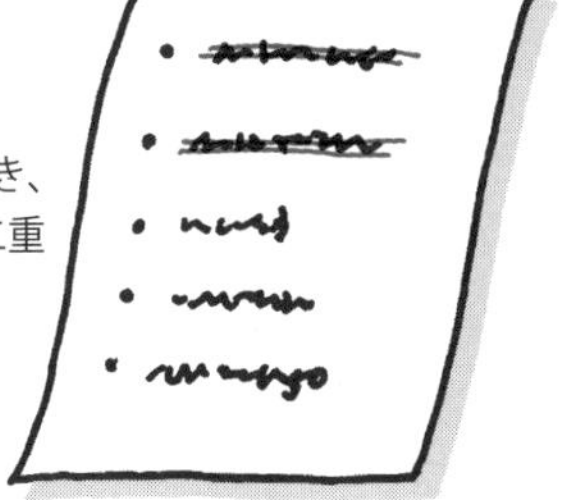

やることを書き、すんだら赤の二重線で消す

自分へのごほうびを決めておこう

やるべきことをやった自分へ、ごほうびを用意しておきましょう。ごほうびはやる気を行動に移すスイッチを入れます。子どもっぽい方法だと思うかもしれませんが、意外に効果があります。

ごほうびの決め方

やることをやったら、自分へごほうびをあげることにします。ごほうびは課題に合わせて用意します。ものでなくてもかまいません。

1 小さい課題には小さいごほうび 大きな課題には大きなごほうび

日々のちょっとした楽しみになるようなものは小さな課題へのごほうび。買おうかどうか迷っていたようなものは、大きな課題へのごほうびにしよう

小さな課題（例）

- 古新聞をまとめてゴミに出す
- 棚を１段片づける
- 出張費の精算書を書く

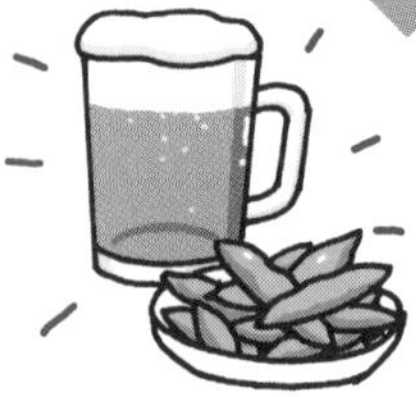

小さいごほうび
ビールに枝豆をつけよう

大きい課題（例）

- 年末の大掃除を終わらせる
- ３ヵ月かかるプロジェクトを成功させた

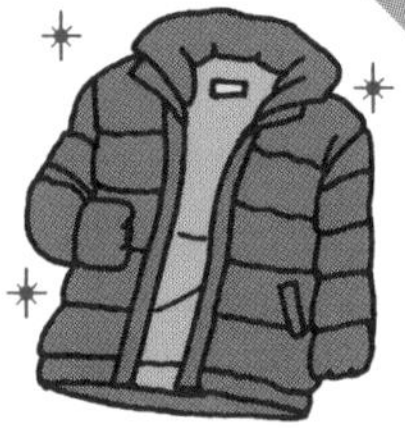

大きいごほうび
流行のダウンコートを買おう

実験で証明されたごほうび効果

ある課題をしている脳の状態をMRIでとった実験*があります。発達障害のない子どもは「○○をしよう」と言うと、やる気の部分が反応して作業にとりかかりますが、ADHDの子どもは反応しません。「では○○をしたら、○○(ごほうび)がもらえますよ」と言うと、そこで脳が反応します。

これは子どもの実験ですが、発達障害は大人になってから突然なるものではないので、この実験は参考になります。

ごほうびを用意するのは、脳の働きから見ても、有効であることがわかります。

* Mizuno et al., NeuroImage: Clinical, 2013

2 「やりたいこと」をごほうびに

「やるべきこと」をやろうとしても、ついなにか別のことを先にやろうとしてしまう——。そこでストップ。その「やりたいこと」をごほうびにしてしまおう

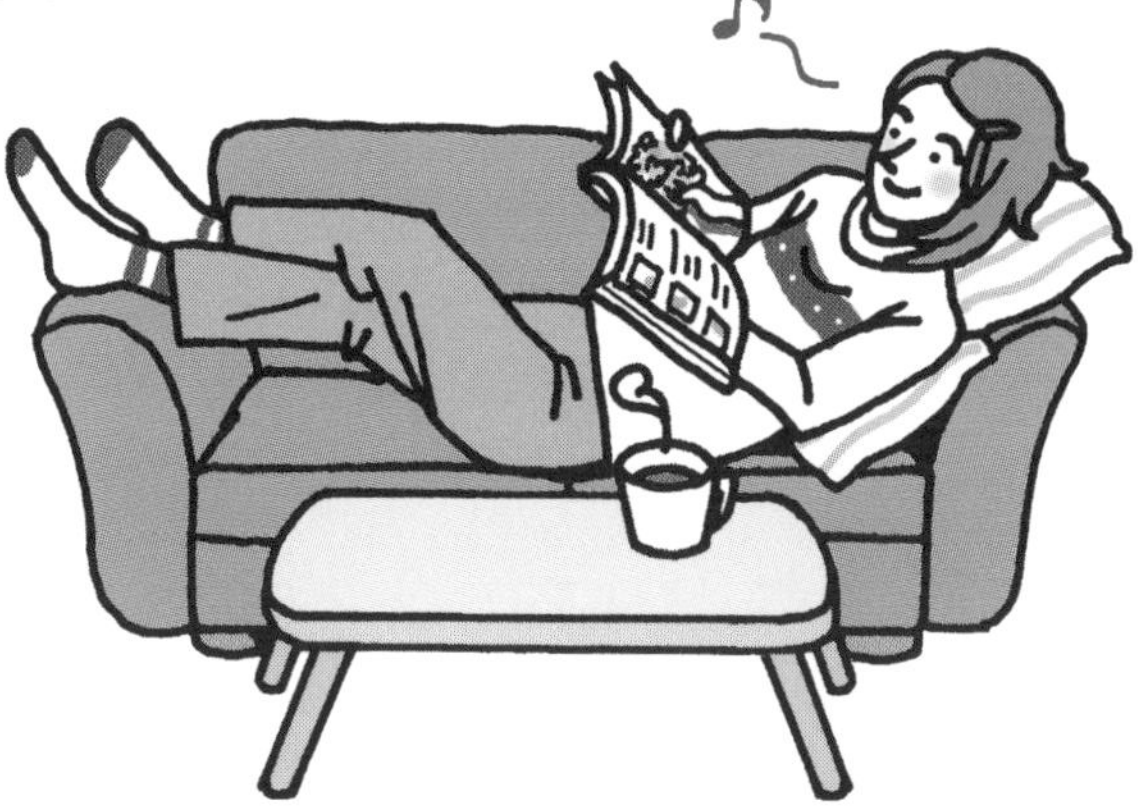

少し高価なファッション誌を買って、ゴロゴロしながら眺めるのが、ごほうび

3 ものでなくてもいい

温泉に行く、友人と会うなど、ごほうびは、ものでなくてもいい。自分をほめることになるなら、かたちのないものでOK。達成感もごほうびのひとつ

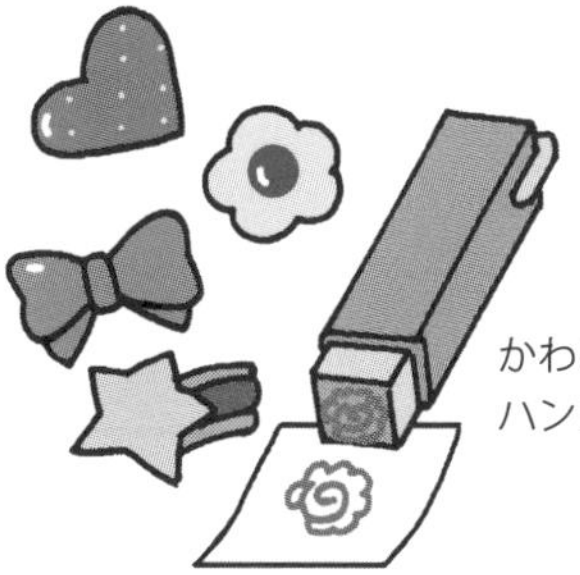

かわいいシールやハンコを用意

4 シールやハンコでカードをつくってもいい

大きな課題に取り組むときは、作業を小分けにする。ひとつすんだらシールを貼ったり、ハンコを押したりして、カードがいっぱいになったら大きなごほうび。カードをいっぱいにすることが、モチベーションになる

カードづくりがめんどうなら、手近な紙にシールが10枚たまったら完成などとしても

ごほうびが励みになる

小さなことでも、やるべきことをやったら、自分をほめましょう。がんばった自分へごほうびをあげるのは有効な方法です。ほしかったものや、やりたかったことをごほうびにするのです。

ごほうびがあるとわかっていたら、めんどうくさくても、やりはじめることができるでしょう。

「やるべきこと」に意味を見出す

誰でも、意味を感じられないことには、やる気が起こりません。ADHDの人ならなおさらです。意味を見出してみましょう。その意味が、やる気を行動に移すモチベーションになるでしょう。

なぜそれをやるべきなのかを考える

ADHDの人は、領収書の整理のような単調な作業には意味を感じられず、興味がわきません。作業をしていて眠くなるかも。整理をしたらお金が返ってくるとわかっても、めんどうくささが先に立ってしまいます。

やる「べき」とされるからには、意味があるはずです。それをやらないと自分が困るだけでなく、周囲が困るかもしれません。先の例なら経理担当者がいつまでも精算できずに困っていないでしょうか。そんなあなたのことを、上司は「だらしない」と思っているかもしれません。

「めんどうくさい」と言っていられない意味を考えてみましょう。

意味を考えてみよう

やるべきことの意味を考えてみましょう。それをやると、気持ちが楽になります。時間にもおサイフにも余裕が生まれるかもしれません。意味が明確になれば、とりかかれる人もいるでしょう。

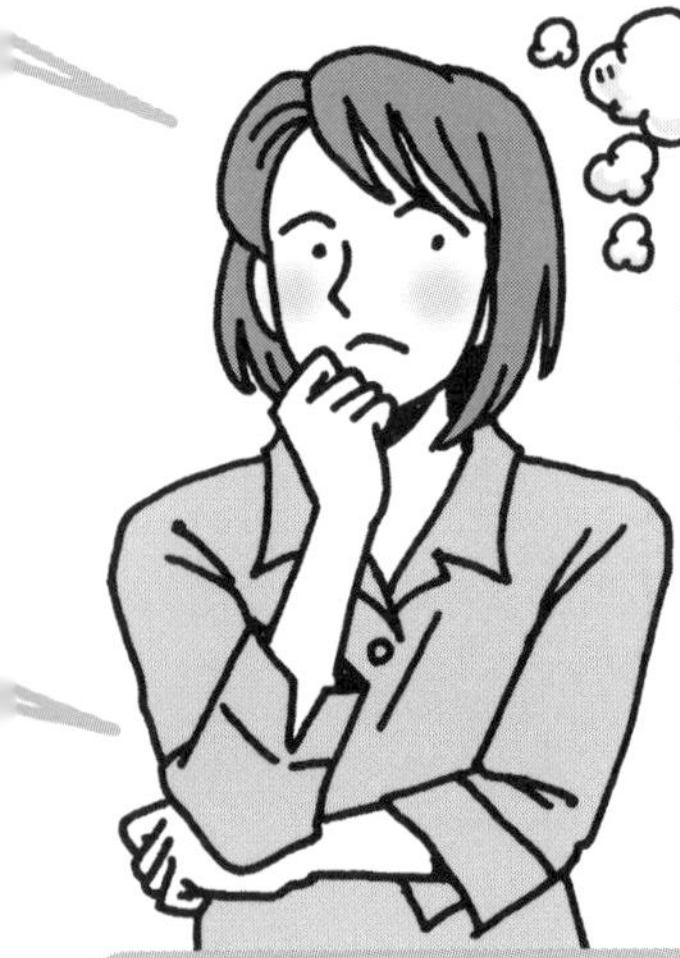
自分の価値観に合う意味はないだろうか。よく考えよう

ヒント

やらないと困ることをイメージしてみる

メリットが考えられないなら、それをやらないと困ること――デメリットを考えてみましょう。

- 徹夜になる
- ボーナスが下がる
- 友人を失う
- 信用されなくなる
- 子どもが泣く

どれもいやですよね。だったら、始めましょう。

自分なりの目的

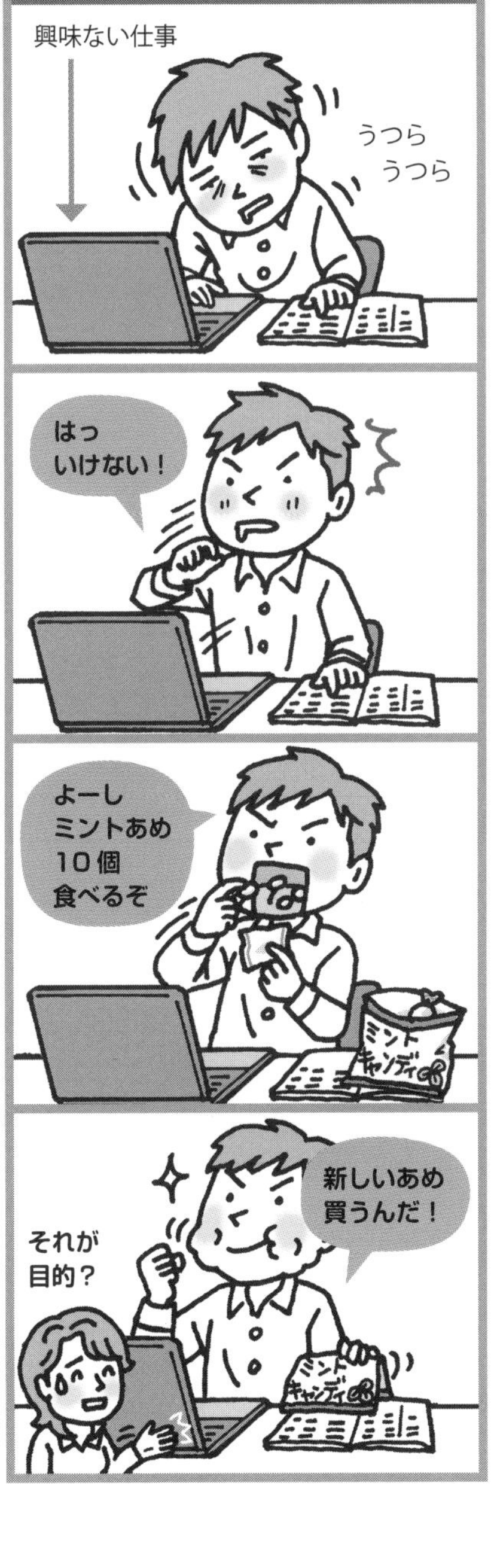
興味ない仕事
うつら
うつら
はっ
いけない！
よーし
ミントあめ
10個
食べるぞ
ミント
キャンディ
新しいあめ
買うんだ！
それが
目的？
ミント
キャンディ

ヒント

いろいろな方向から考えてみる

- 仕事の社会的意義
- 仕事の経済的意義
- 自分にとってのメリット
- 家族にとってのメリット

ヒント

うれしかったことを思い出してみる

満足感や達成感はモチベーションになります。ＡＤＨＤの人へのアンケートではありませんが、参考になるでしょう。

うれしいと感じたとき（３つまで回答）

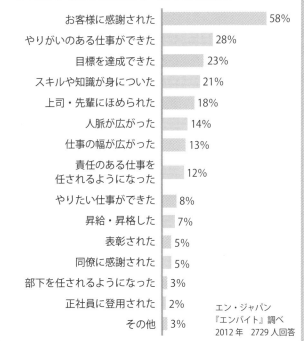

お客様に感謝された	58%
やりがいのある仕事ができた	28%
目標を達成できた	23%
スキルや知識が身についた	21%
上司・先輩にほめられた	18%
人脈が広がった	14%
仕事の幅が広がった	13%
責任のある仕事を任されるようになった	12%
やりたい仕事ができた	8%
昇給・昇格した	7%
表彰された	5%
同僚に感謝された	5%
部下を任されるようになった	3%
正社員に登用された	2%
その他	3%

エン・ジャパン
『エンバイト』調べ
2012年　2729人回答

目移りしないように刺激を減らす

ＡＤＨＤの人は、注意が散漫で「気もそぞろ」になり、やるべきことへの集中を欠く傾向があります。刺激（情報）を減らすことは、作業にとりかかりやすくする方法のひとつです。

注意がそれやすい

ＡＤＨＤの人は、常にアンテナを広くはっていて、多くの情報をキャッチします。ただ、その情報処理がうまくいきません。やるべきことに意識を向ける前に、ほかの情報がたくさん入ってしまうのです。

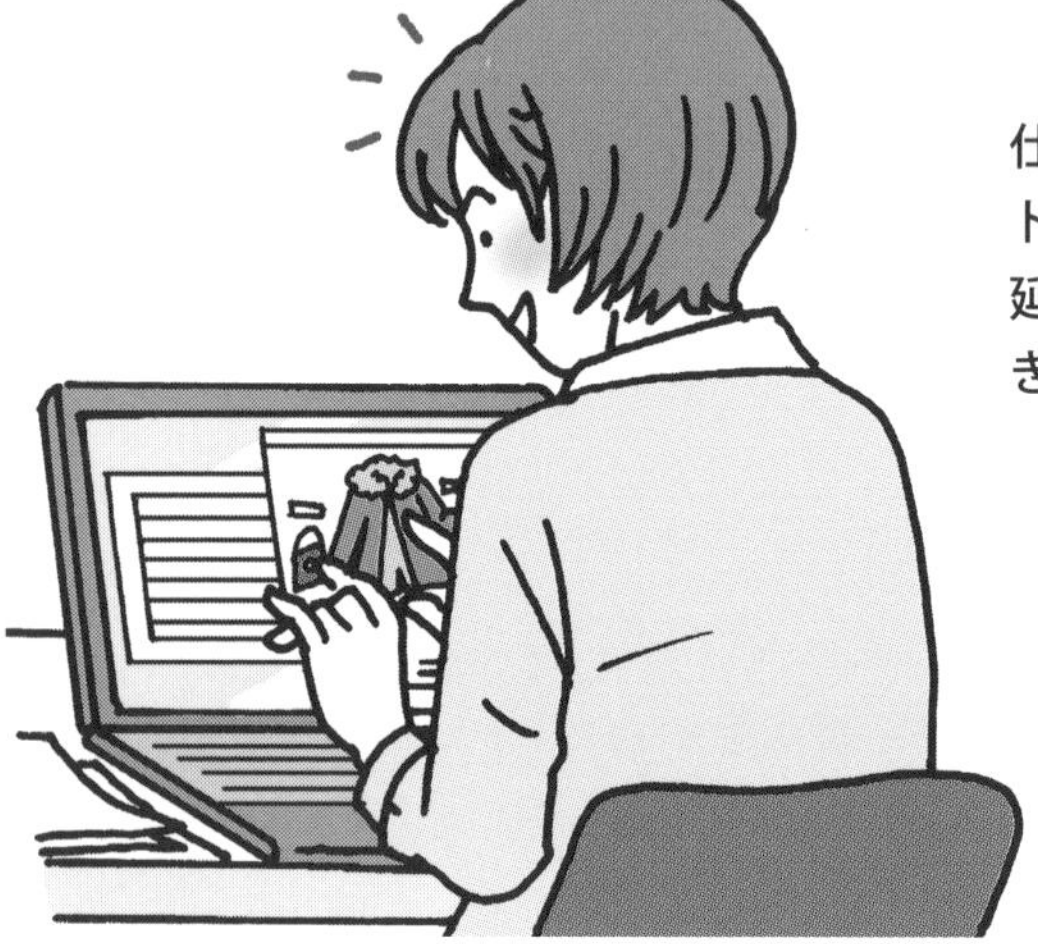

仕事中。ついほかのサイトが気になった。開いて延々と見つづけ、やるべき作業に手がつかない

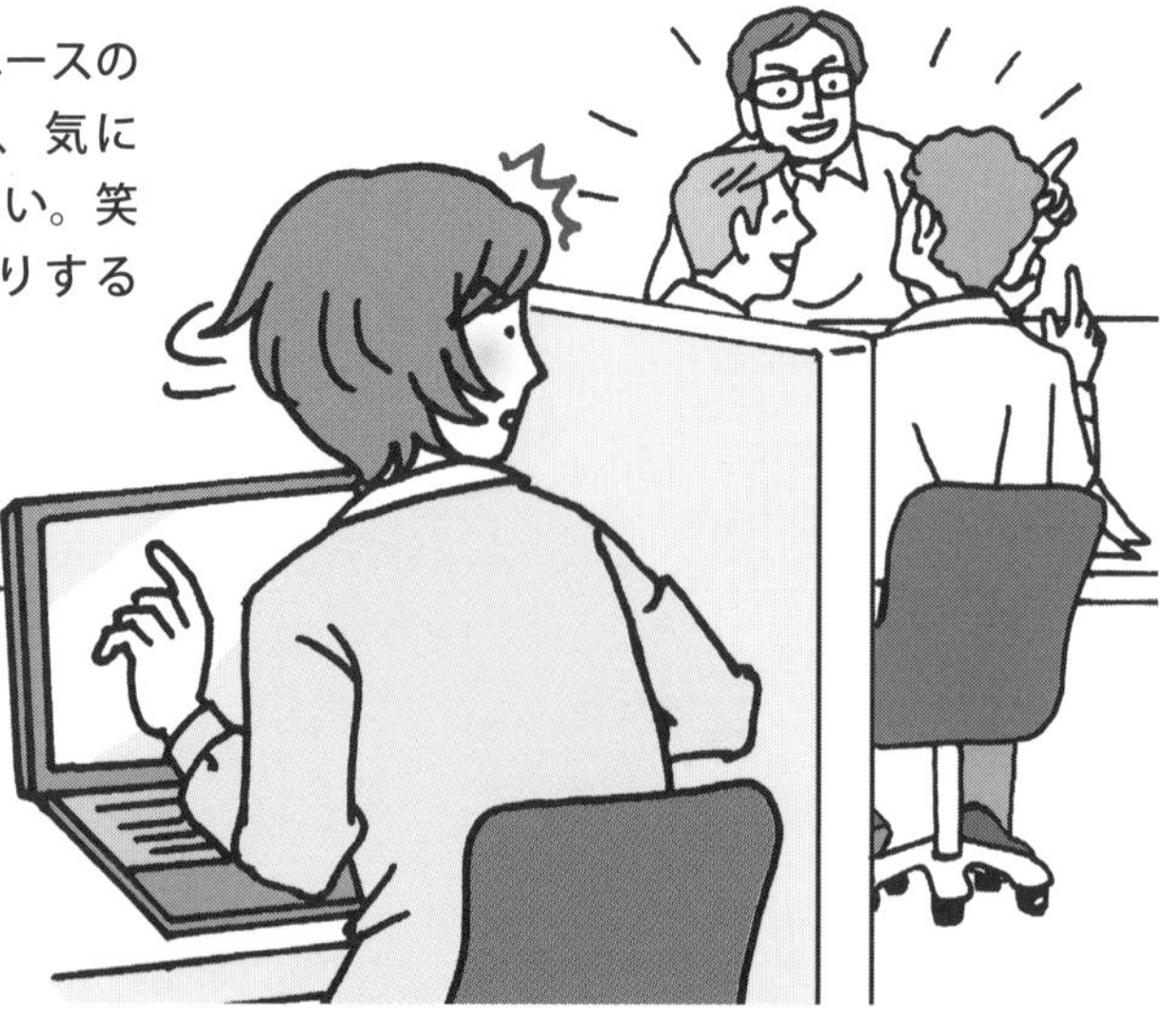

ミーティングスペースの会話が耳に入り、気になってしかたがない。笑い声が聞こえたりすると、気もそぞろ

ほかのことに気をとられやすい

　テレビもスマホも音楽も同時につけて、そのなかで「やるべきことに手がつかない」と言っていないでしょうか。ADHDの人は、脳がいろいろな刺激を欲して、多くの情報を処理できません。ですから、ほかのことに気をとられやすく、肝心のことに意識が向かないのです。

　脳では情報処理に多くの部位が働きます。そのとき、たくさんのエネルギーを使います。そのため、本来やるべきことをやる脳の部位が使うはずのエネルギーが、ほかにまわってしまいます。

　脳の欲求に流されないよう、刺激を減らしましょう。少しでも刺激を減らせば、本来やりにくいことをやろうとする脳の部位が働けるようになります。

　例えば職場では、席の配置替え、耳栓の使用など、刺激になることと改善策について、相談してみましょう。

刺激を減らす

　やるべきことに意識を向けるために、刺激を減らします。なにが刺激になるかは人それぞれ。自分なりの工夫をしましょう。

視覚——
興味をひきそうなものが目に入らないようにする

- 仕事に関係ないものはデスクに置かない
- 景色に気をとられないよう、窓から離れた席にする
- 文房具は機能第一にする（キャラクターものやデザイン性の高いものは避ける）

聴覚——
耳に入る音を減らす

- ミーティングスペースから遠い席にする
- 耳栓をする
- 電話の呼び出し音は最小にする

その他

- 仕事で必要ないなら、インターネットに接続できない設定にする
- 仕事に必要なものを準備してから始める

スマホの使用をどうする？

　仕事でスマホを使用する人は別として、仕事中に私的な興味からスマホを操作するのは避けたいもの。出勤したらスマホはロッカーに入れるなど、操作できない状況にするほうが無難です。緊急連絡以外は休憩時間にしても間に合いませんか。

「ついで」を考えずに、ひとつだけにする

やるべきことをやろうとするとき、どうせやるなら、ほかのこともいっぺんにすませてしまおうと思っていないでしょうか。その考えが、かえってとりかかるのをさまたげています。

やることをひとつに

やるべきことを先延ばしにして困った例として、電気料金などの振り込みに行けないという話がよく出てきます。振り込みに行くなら、ついでにほかの用事もすませようとせず、それひとつだけのほうが、とりかかることができます。

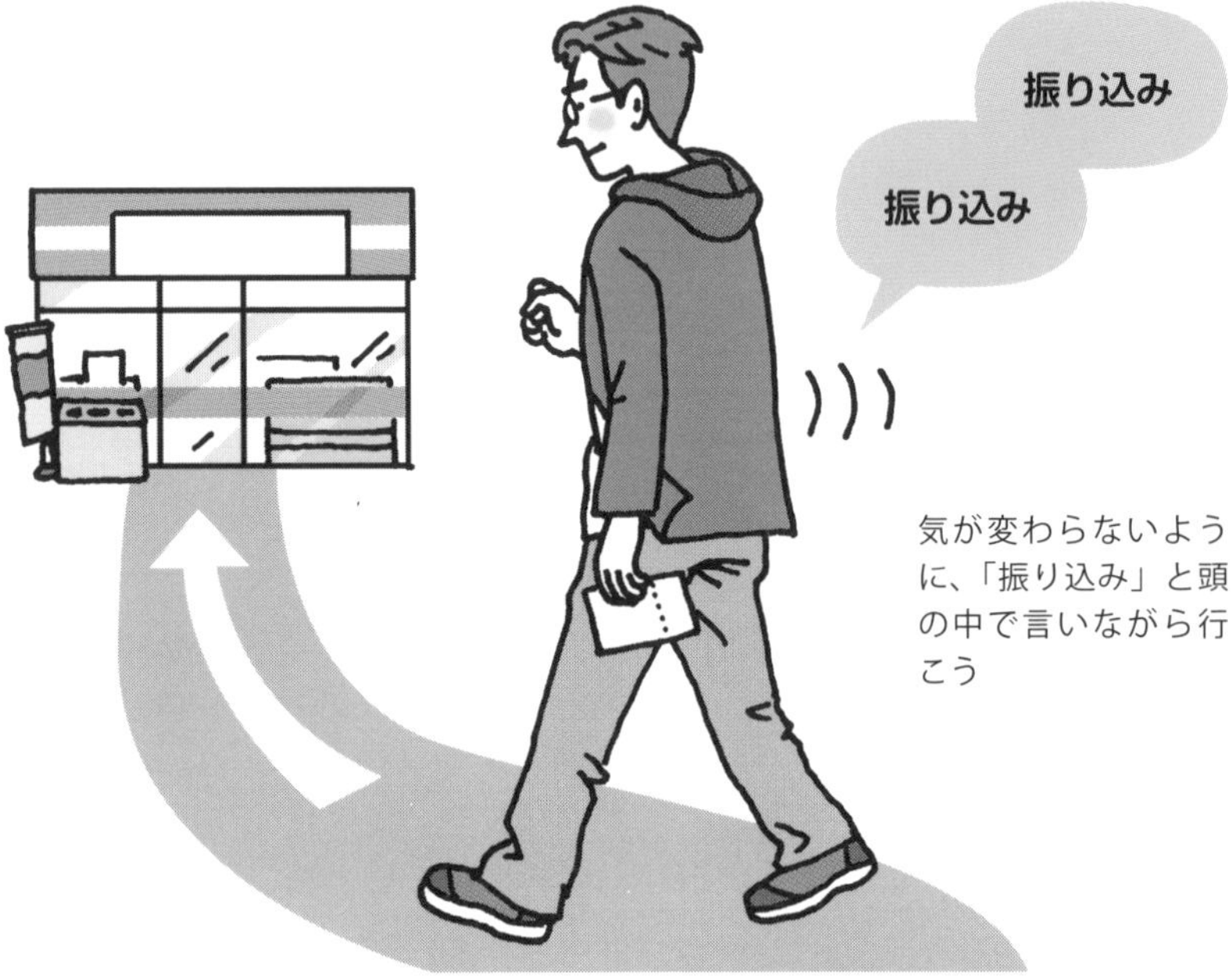
振り込み
振り込み

気が変わらないように、「振り込み」と頭の中で言いながら行こう

あれこれ考えない

どうせめんどうなことをやるなら、ついでにほかのめんどうなこともやろうとする。あれこれ考えているうちに、考えがほかに移ってしまうこともある

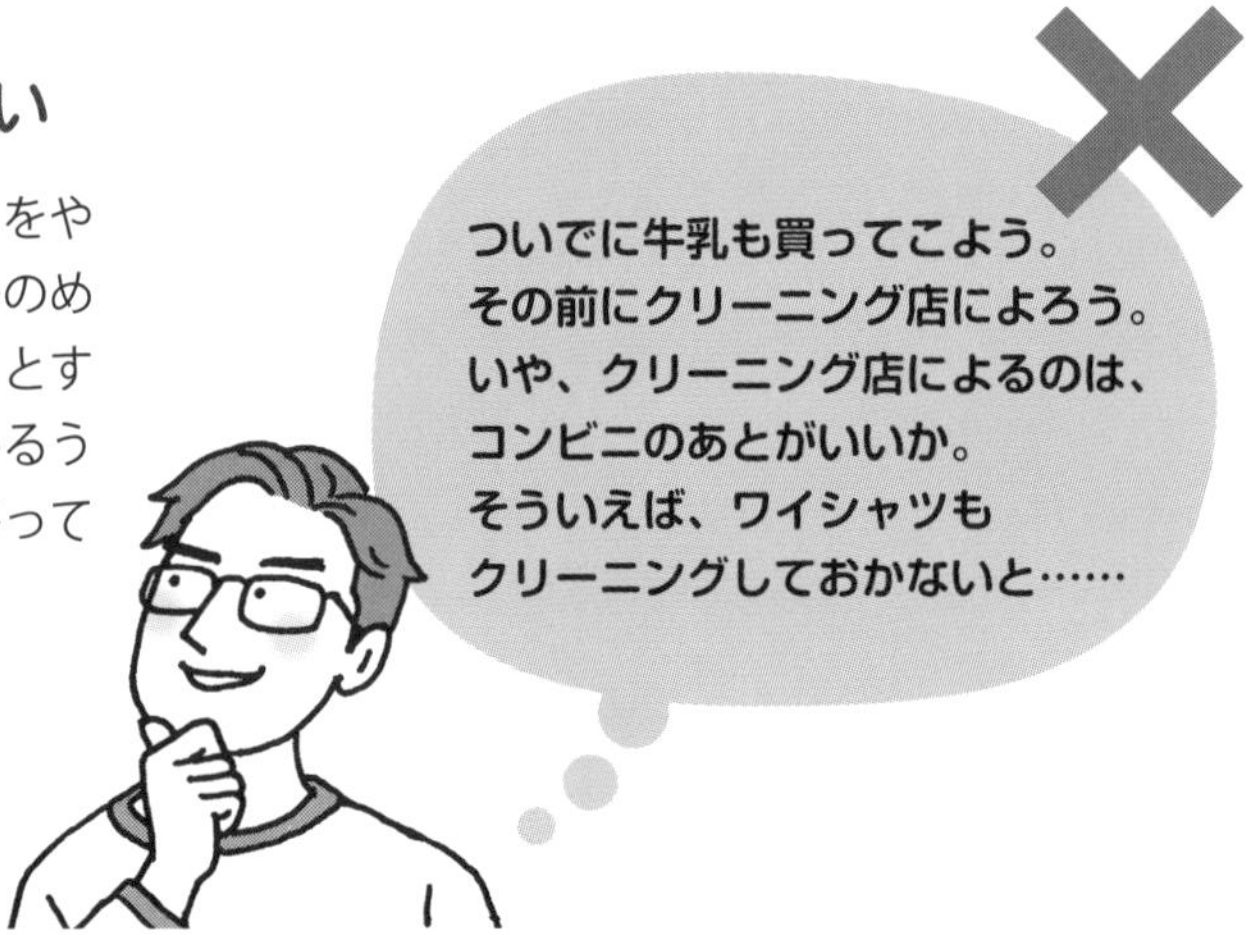
ついでに牛乳も買ってこよう。
その前にクリーニング店によろう。
いや、クリーニング店によるのは、
コンビニのあとがいいか。
そういえば、ワイシャツも
クリーニングしておかないと……

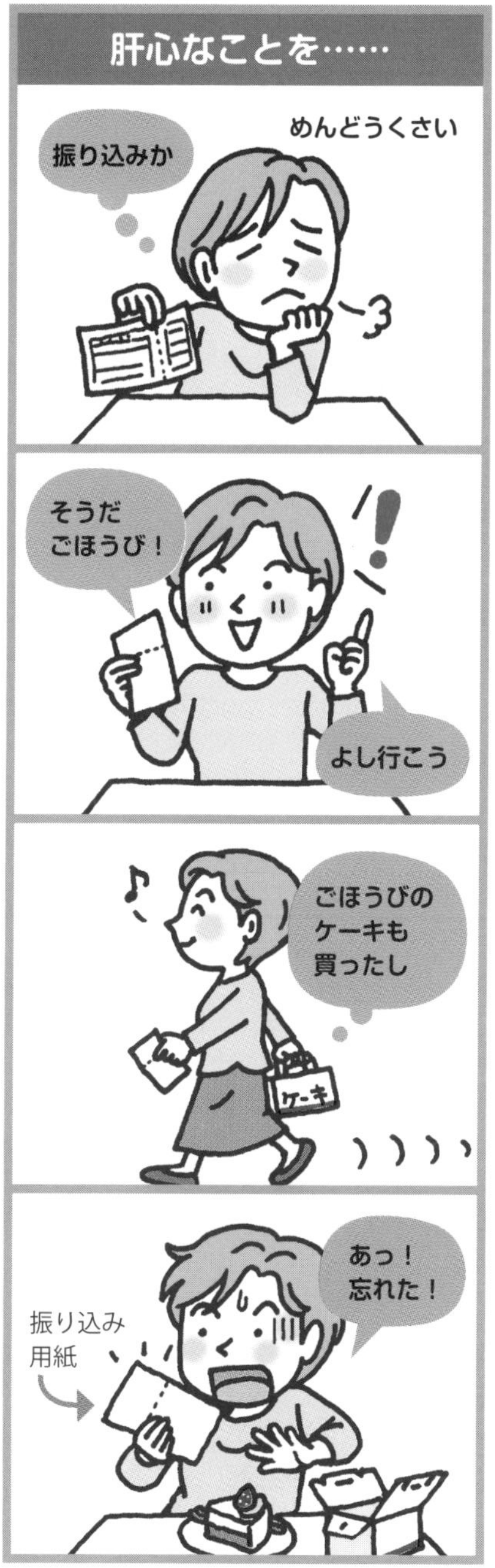
肝心なことを……
振り込みか
めんどうくさい
そうだ
ごほうび！
よし行こう
ごほうびの
ケーキも
買ったし
ケーキ
あっ！
忘れた！
振り込み
用紙

欲張ると なにもできない

発達障害のない人はめんどうだと思わないことでも、ＡＤＨＤのある人にはめんどうというハードルができやすいのです。

めんどうだから、動くならついでにほかのことも片づけようとしていませんか。要領よくやろうとしたつもりが、かえってめんどうくささを増すことに……。やるべきことはひとつずつ片づけることが、確実に一歩進む方法です。

やることを減らしておく

振り込みに行くのがめんどうなら、口座振替の手続きをしておきましょう。めんどうかもしれませんが、手続きをしたら、そのあとは、楽になります。

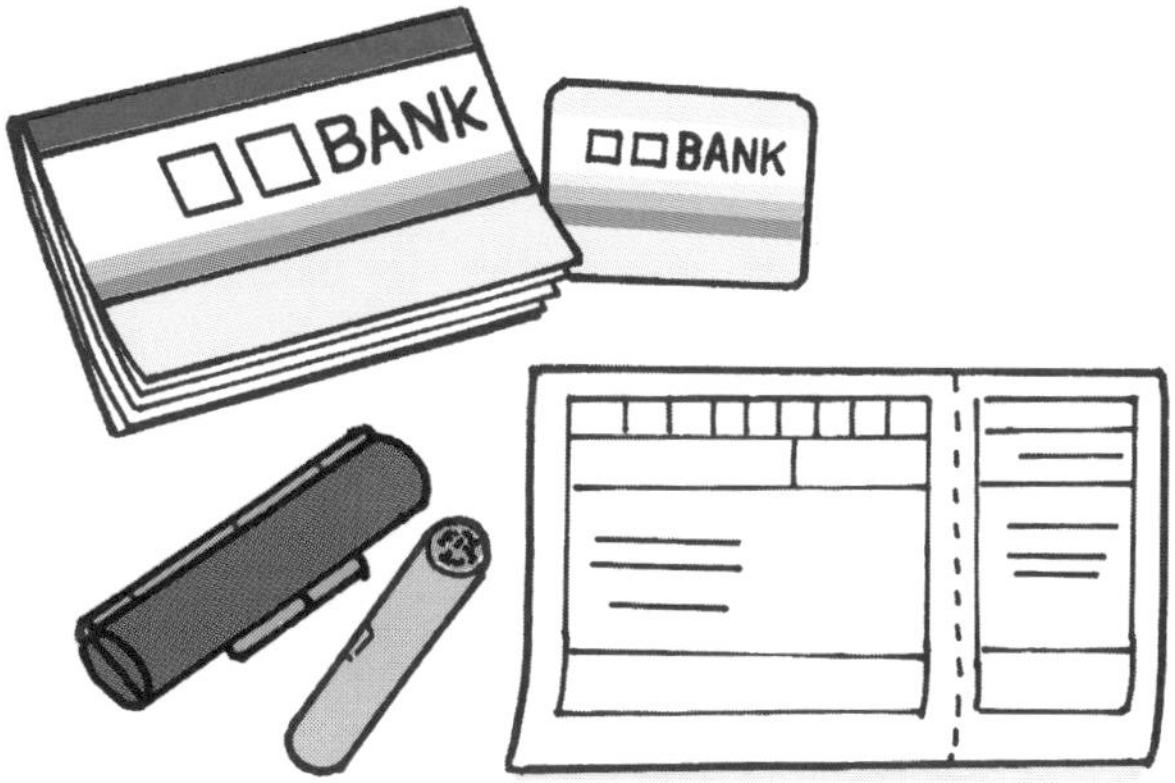
□□BANK
□□BANK

銀行には、通帳（またはキャッシュカード）、ハンコ（その通帳のハンコ）、振り込み用紙（振込先がわかるもの）を持っていけばいい。公共料金なら依頼書は銀行にあるし、書き方も教えてもらえる。申込書がダウンロードできる銀行や、インターネットバンキングで手続きできる銀行もある

やる気の炎を絶やさないように

やる気が行動に結びつき、やりはじめても、続かないという問題があります。ＡＤＨＤの人は、モチベーションをいかに保つかも問題。やる気の炎を消さず、やるべきことは最後までやりましょう。

火の管理を

ＡＤＨＤの特性として不注意があり、集中しつづけることが困難です。やる気を行動に移すモチベーションを、火にたとえて見てみましょう。

とりかかる

先延ばしにならないように

先延ばしとは火をつけないようなもの。しかし、火をつけるのはけっこう大変な作業

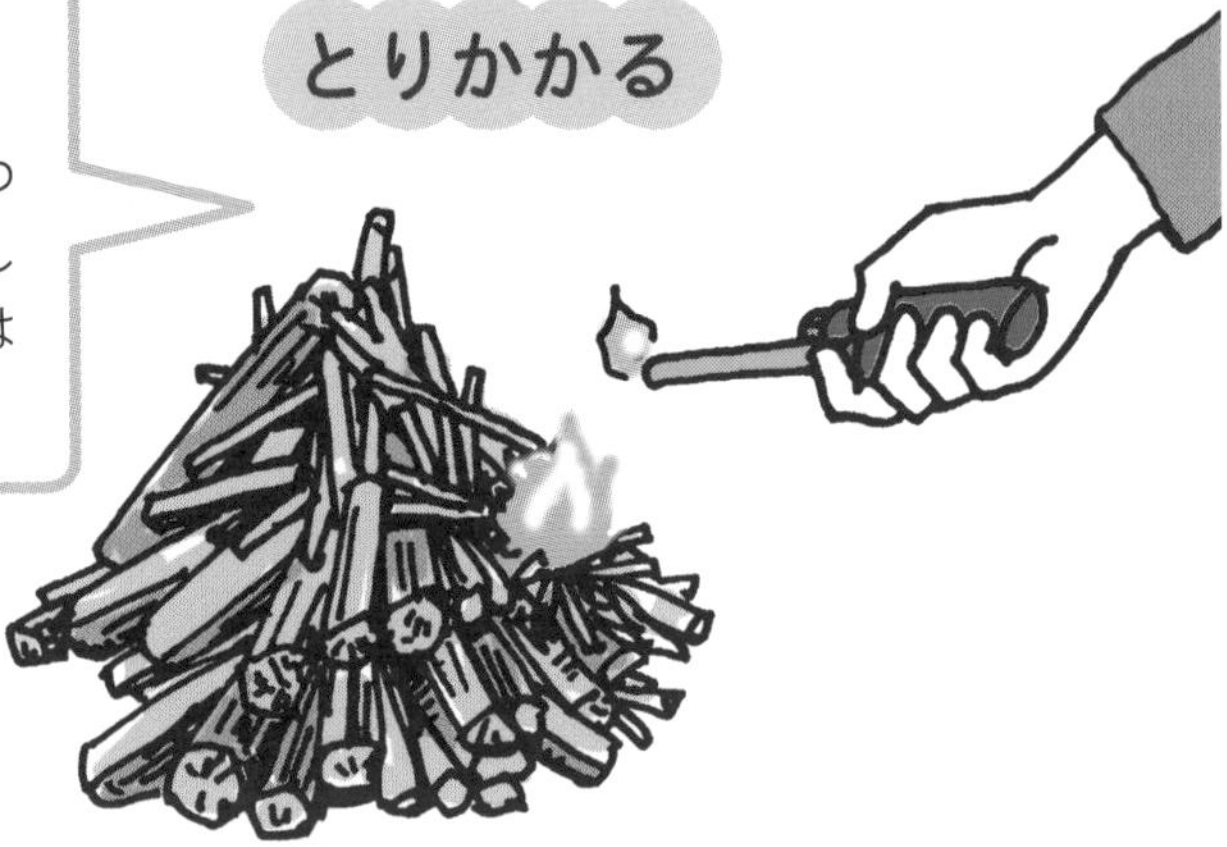

まきを集めて火をつけようとするけれど、なかなか火がつかない

続ける

炎は最初だけで、消えてしまうこともある

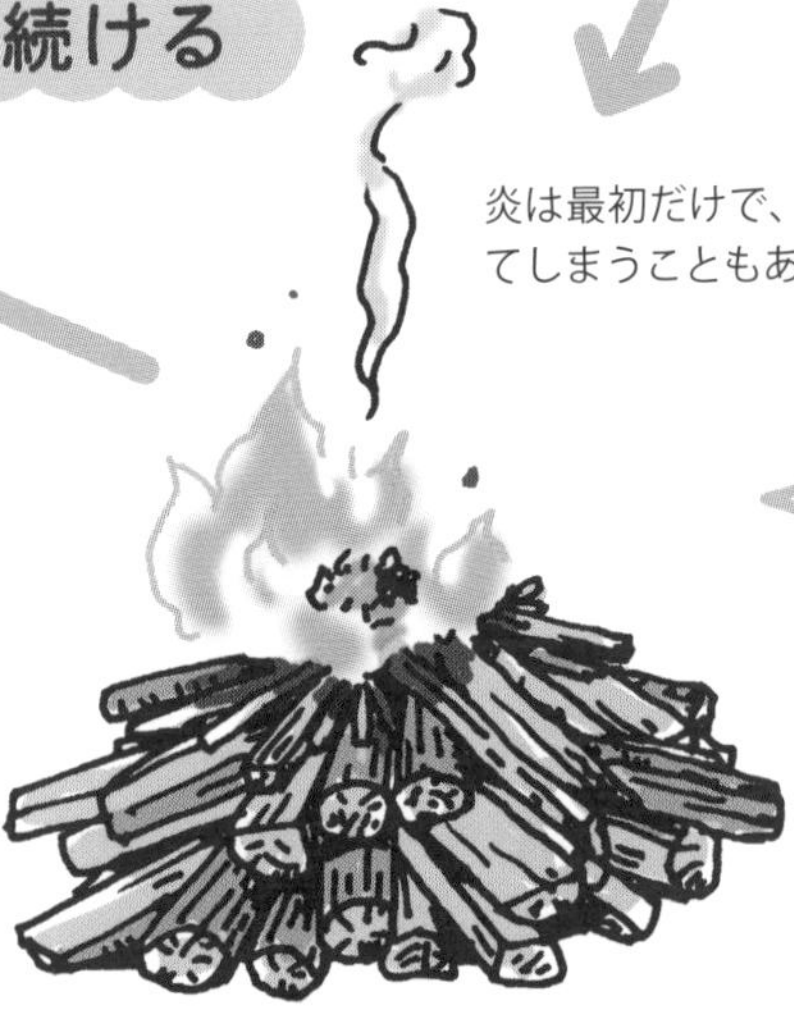

モチベーションが下がる

ようやく火がついても、広がらなかったりくすぶったりして、火が消えそうになる。放置していると消えてしまう

始めたら続けることが大事

作業をやりはじめても、少したつとやる気がふっと抜けたようになってしまうＡＤＨＤの人。やりはじめたら最後まで続けることが大事なのですが、途中でエネルギー切れになりがちです。

もともと、やる気を行動に移すモチベーションを上げるだけで精いっぱいでした。それを保つには、ときどき休憩をとったり、ごほうびを思い出したりして、エネルギーを補給する必要があります。

続ける

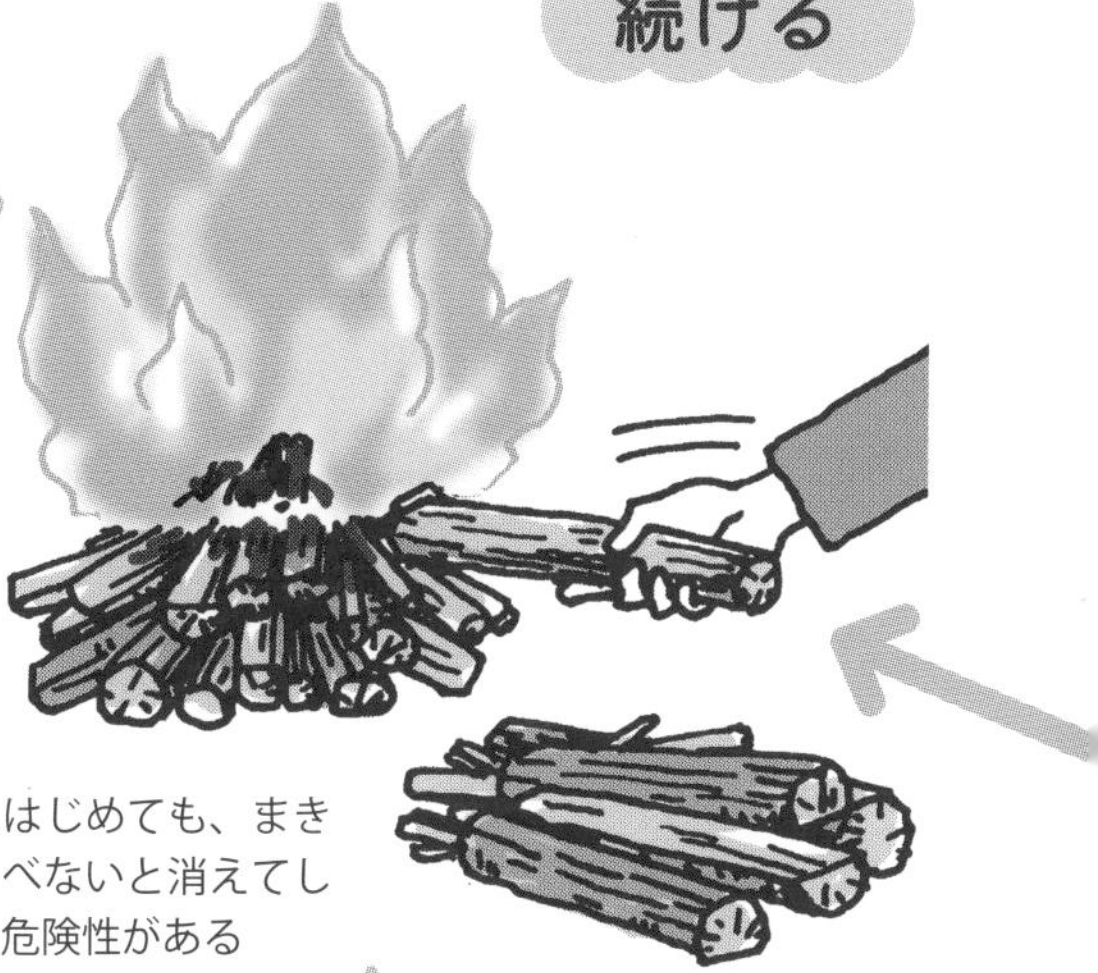

燃えはじめても、まきをくべないと消えてしまう危険性がある

休憩をとろう

まきとは、ここではエネルギーのこと。まきをくべるとはエネルギーを補給すること。休憩をとってエネルギーを補給し、炎を絶やさないようにしよう

続ける

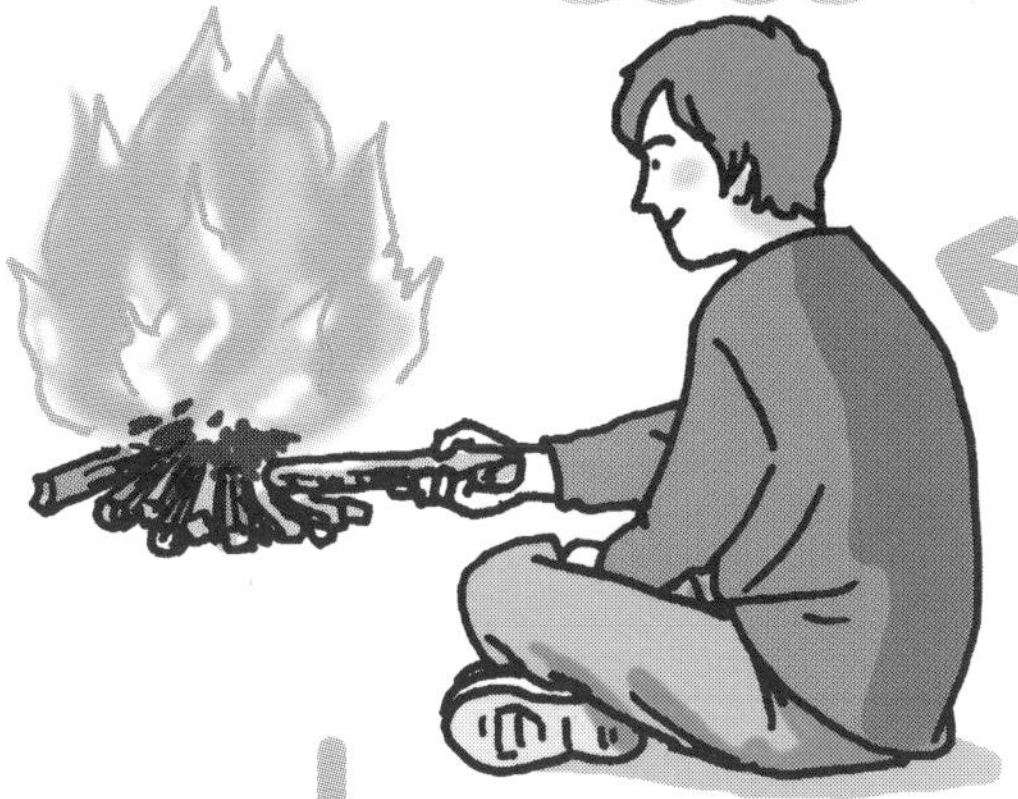

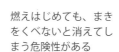

炎の管理が大切。消えないように見ていよう

今の状況を把握

作業中に、ときどき、やっていることや今の状況を見てみよう。やっていることがずれていないか、やりすぎて疲れはてていないか（燃やしすぎて火事にならないか）

完了する

気持ちがいい

やるべきことを完了させるまで炎を燃やしつづけよう。とりかかる、続ける、完了させる、の３段階をふめば気持ちがいい。めざすのは 75 点でＯＫ

COLUMN

ＡＤＨＤには 単純作業が苦手な人が多い

ケアレスミスのもとになりがち

ＡＤＨＤの人は、データ入力や伝票計算のような単純だけど根気がいるような仕事が苦手だということが少なくありません。

興味がなかったり、数字が苦手だったりするためで、なかなかとりかかれません。また、やっているうちに眠くなったり、集中力がとぎれてしまったり。注意がそれてケアレスミスをして、トラブルのもとになりかねません。

職場に仕事内容を相談できるようならしてみましょう。ただ、「苦手なんです」と言って許される職場ばかりではありません。休憩をとりながら短期集中でやるなど、できる工夫をしてみましょう。

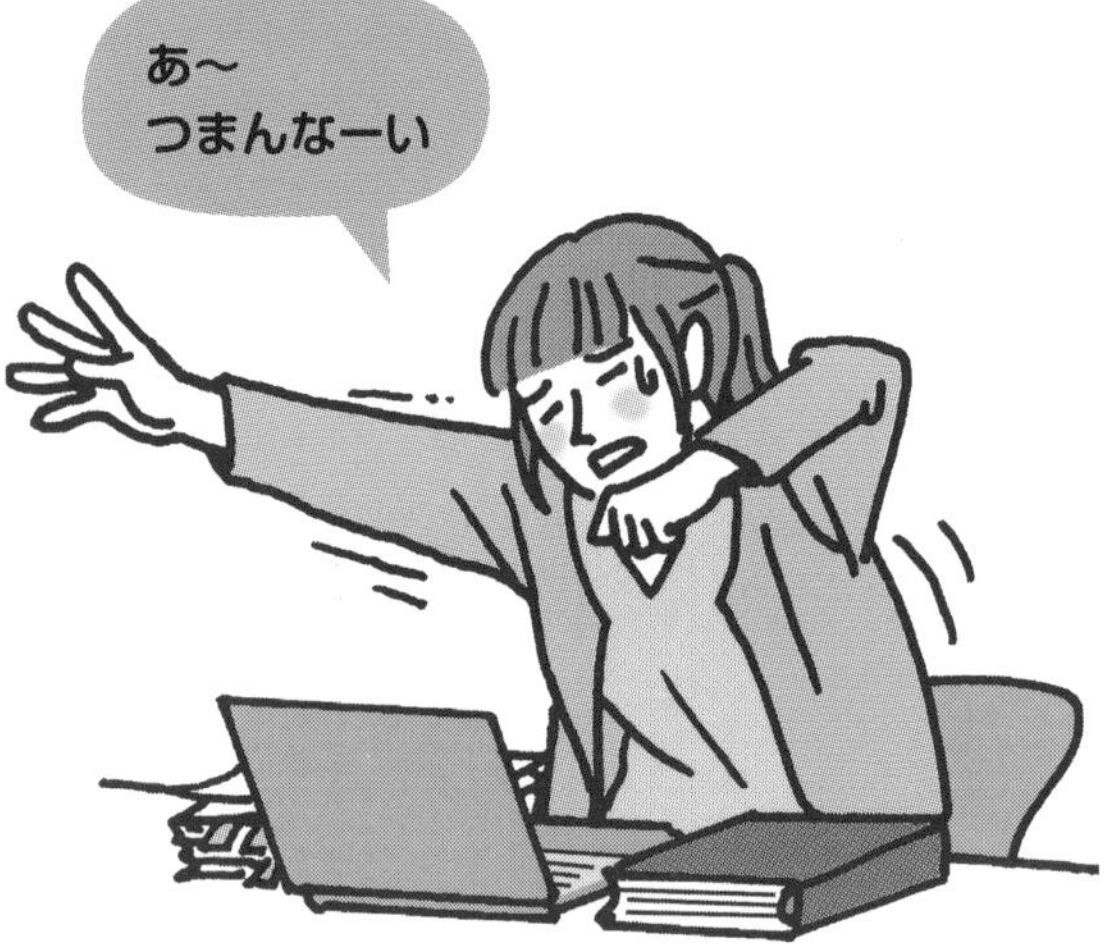

ＡＤＨＤがあると、感情が態度や表情に出やすい。それが職場での評価を下げることもある

飽きてきたときの改善策

- 軽く肩をもんだり首を回したりする
- 席を立ち、歩いてきてから仕事を再開
- 深呼吸する
- 休憩をとる
- 好きな色の文房具を使う

3

マイ締め切りで時間を管理する

やるべきことを始めないのは
「まだいいか」と思うから。
締め切りまでに時間があるような
気がするのが失敗のもと。
自分なりの締め切りを設定しましょう。

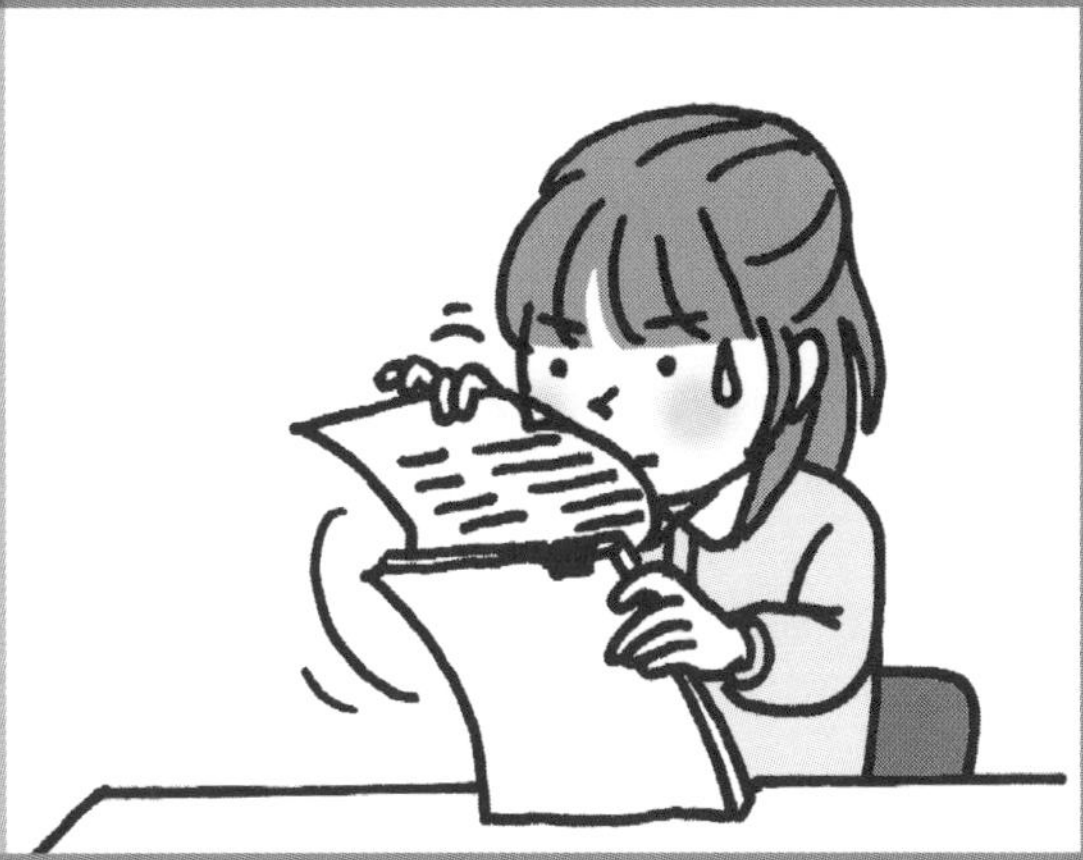

Eさんのケース

「まだ大丈夫」と先延ばしにした結果が……

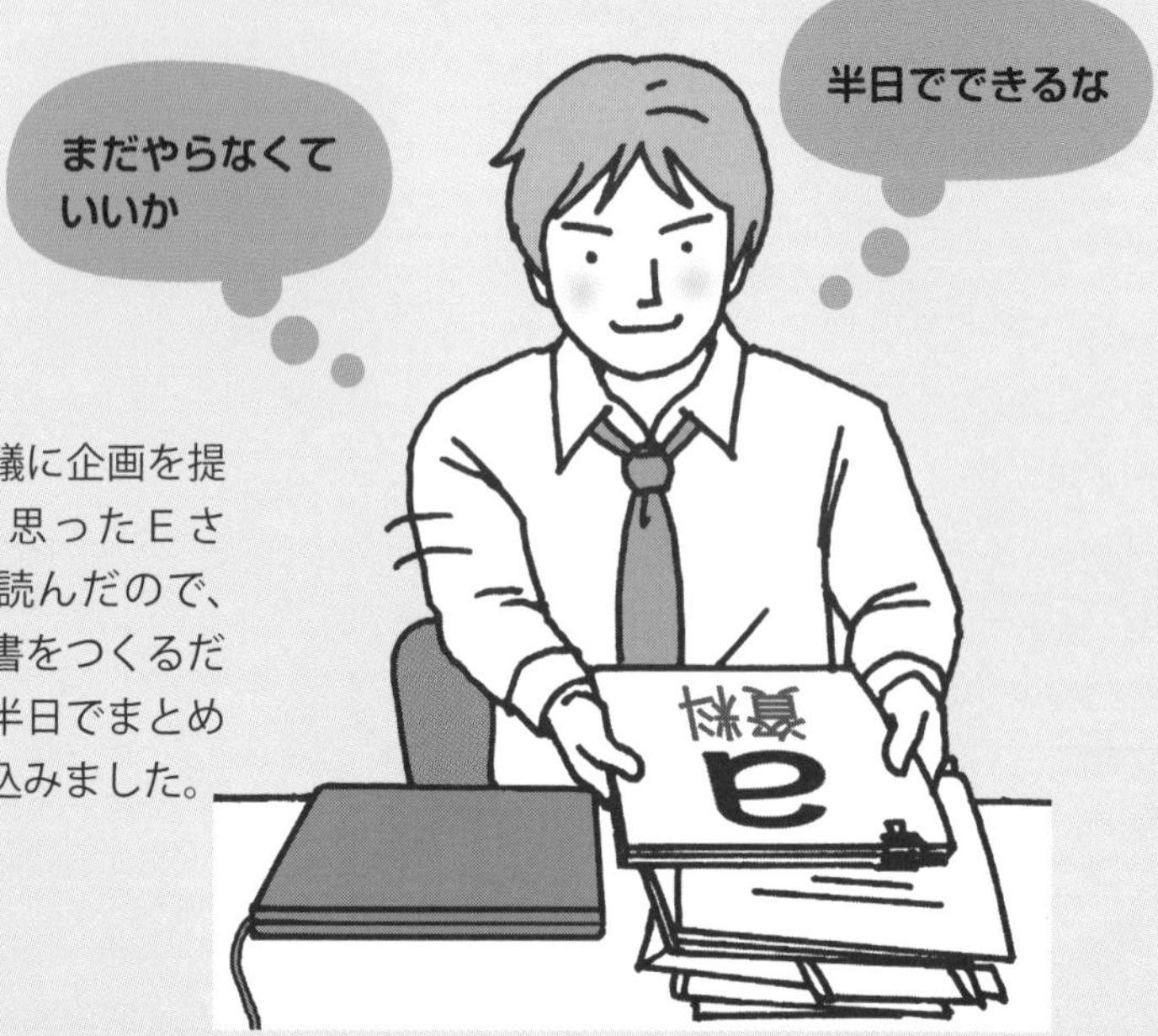
まだやらなくて
いいか
半日でできるな

7日前

来週の会議に企画を提案しようと思ったEさん。資料は読んだので、あとは企画書をつくるだけでした。半日でまとめられると見込みました。

1週間もあるので
余裕だと考えた

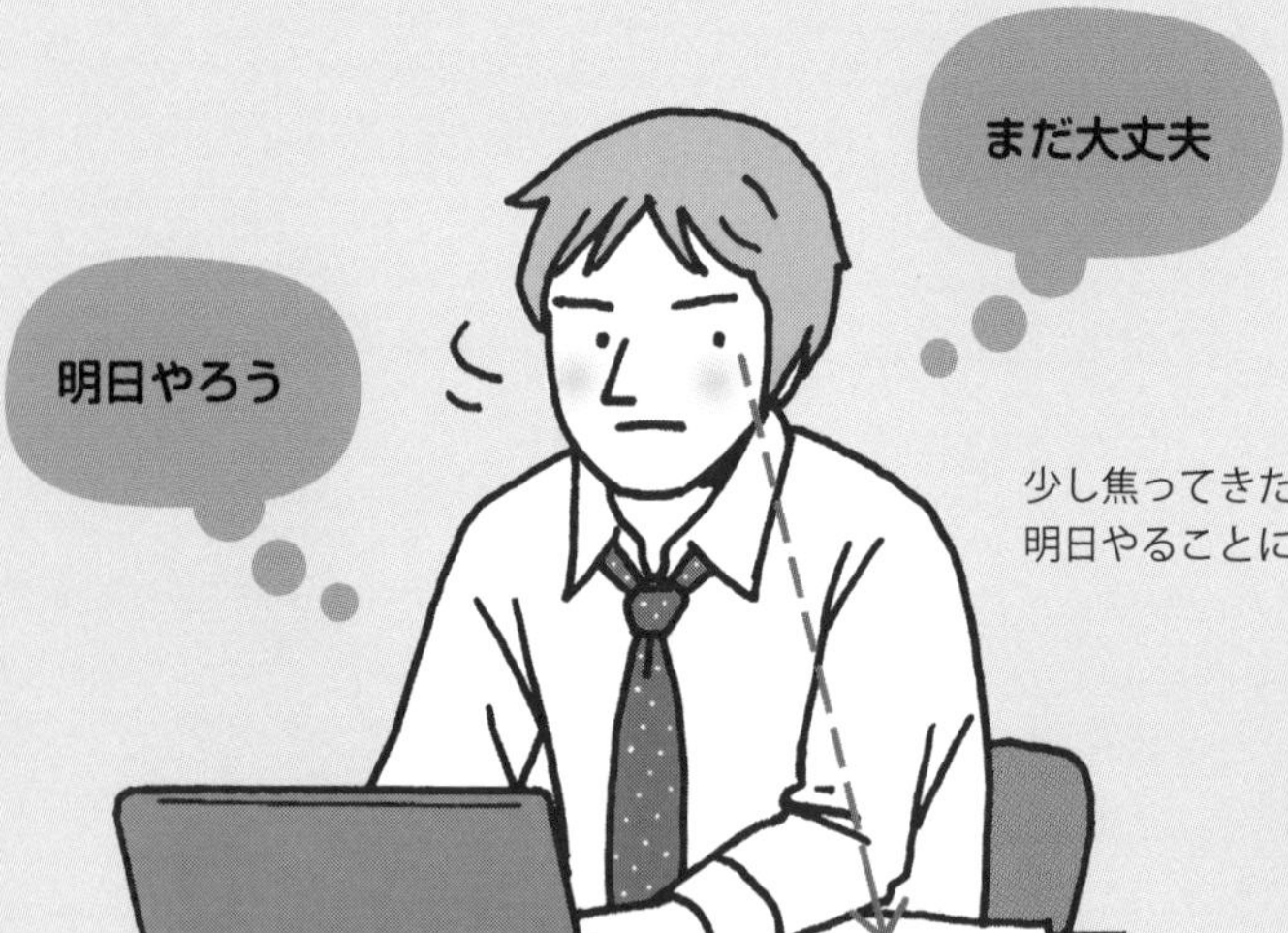
明日やろう
まだ大丈夫

少し焦ってきたので、
明日やることにした

2日前

あっという間に日がたち、会議の2日前。まだ企画書をつくりはじめていません。でも2日あるから大丈夫だと考えました。

前日

つい昨日見たはずの資料が見つかりません。でも、半日でつくれる企画書だから、明日の午前中やれば大丈夫と考え、今日は資料探しだけに。

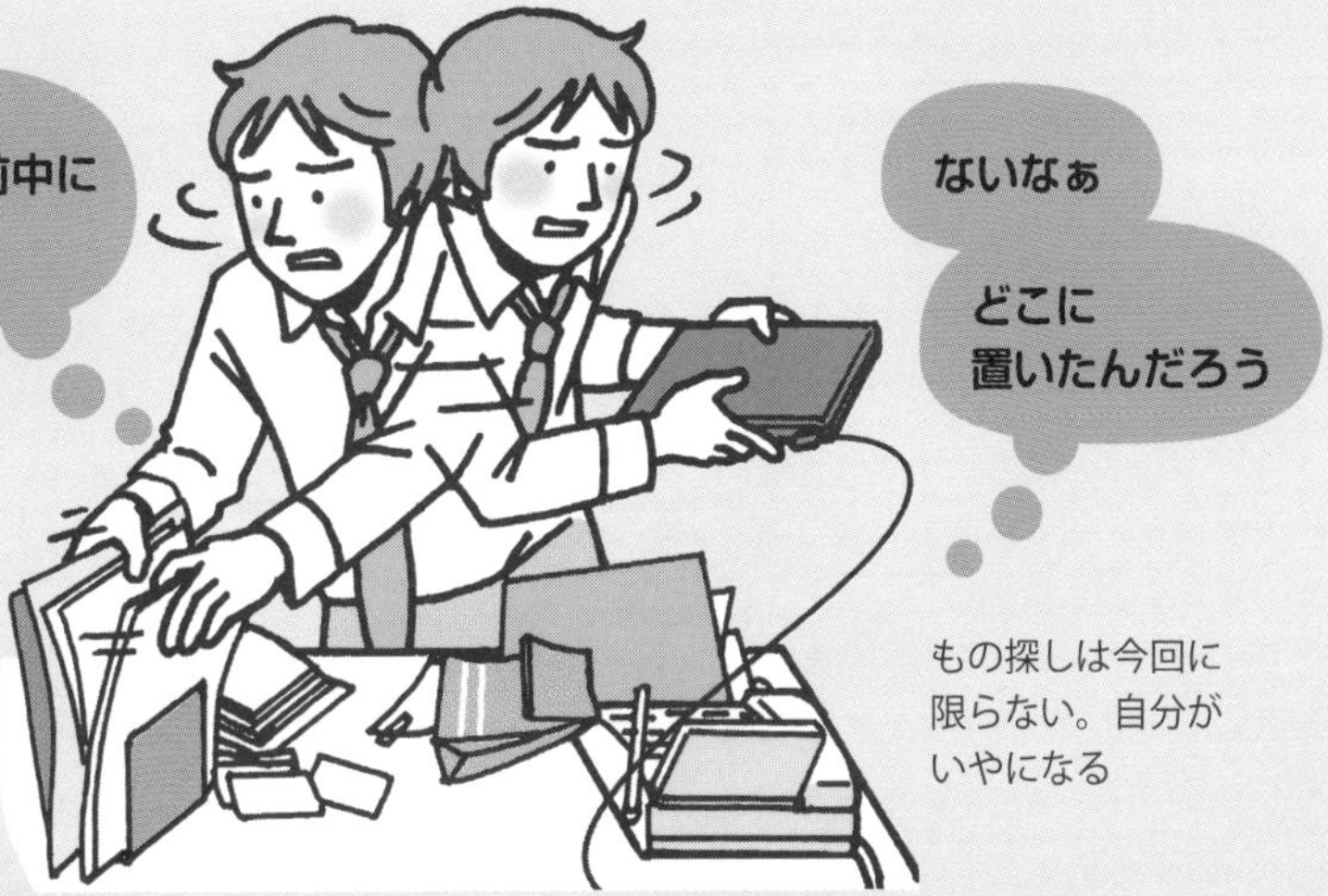
明日の午前中に
やろう
ないなぁ
どこに
置いたんだろう

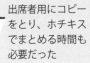

もの探しは今回に限らない。自分がいやになる

当日午後1：00

朝から企画書をつくるものの、焦って進みません。「企画書はどうなってるの」と上司が心配してEさんに声をかけてきました。なんと、会議は2時から！　時間の確認をしていなかったのです。

まだ？
2時から
でしたか!?

半日でできると見込んだのはあまかった

当日午後1：50

会議まであと10分。でも企画書はできていません。せっかく提案しようとしたのに……。上司もあきらめてしまったようです。

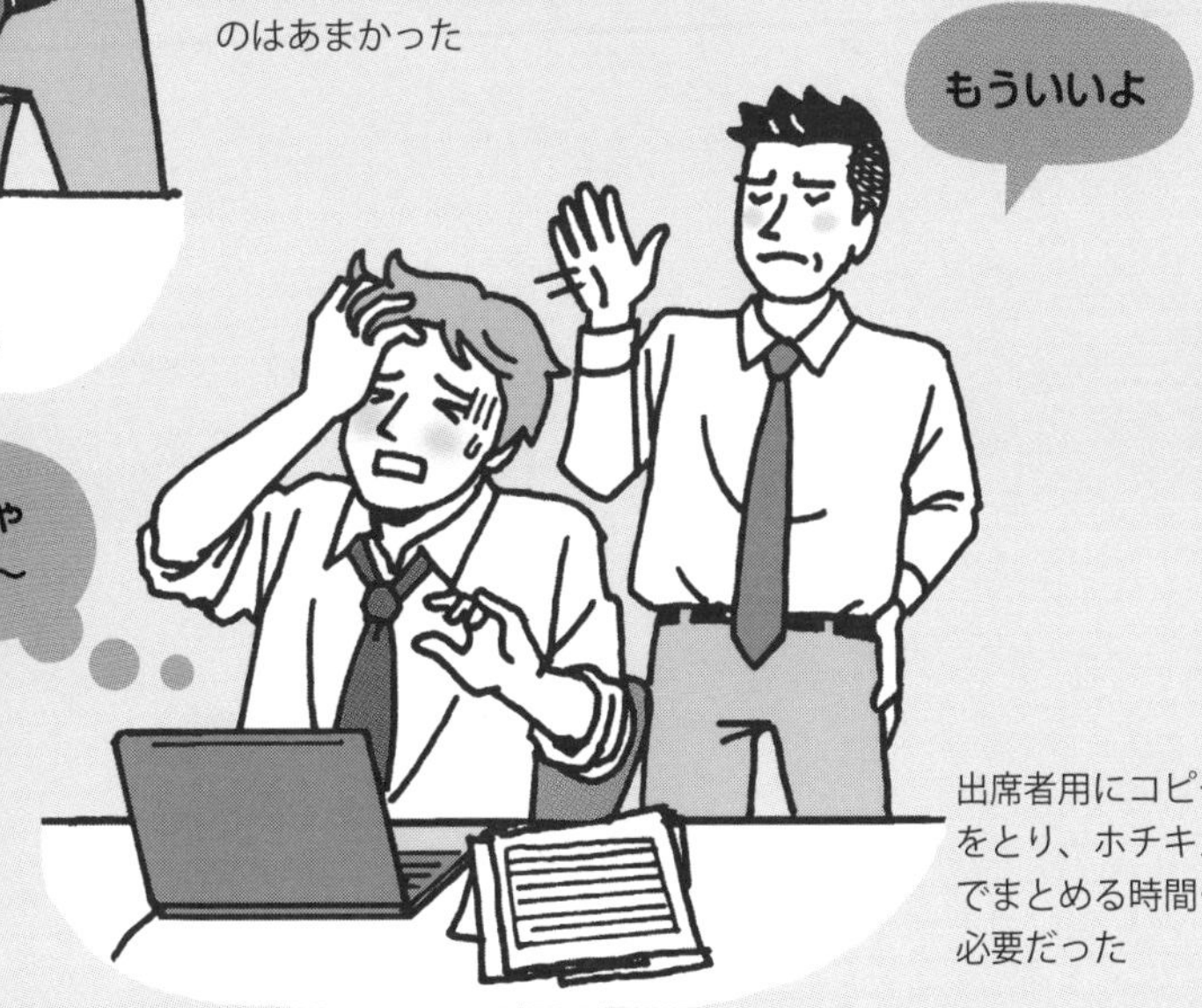
もういいよ
大丈夫じゃ
なかった～

出席者用にコピーをとり、ホチキスでまとめる時間も必要だった

所要時間の見積もりができるように

作業になかなかとりかかれないのは、「まだ大丈夫」「間に合うだろう」という気持ちがあるから。しかし、ＡＤＨＤの人のほとんどは、時間の見積もりが苦手です。時間感覚が弱いのです。

見積もりがあまい

下記はＡＤＨＤの人が時間を見積もった例です。この見積もりでは時間が足りず、予定のことができませんでした。理由を見ると、時間に余裕をもたせる大事さがわかります。

	見積もった時間	できなかった理由
企画書をつくる	半日？	文章がすらすら書けなかった
資料を集める	１時間？	いい資料が見つからなかった
朝起きてから家を出る	１時間？	家族の世話に時間をとられた
待ち合わせ場所に行く	40 分？	初めての場所なので迷った
夕食の支度をする	30 分？	子どもたちがケンカを始めた

見積もりのあまさも先延ばしの原因

まだ大丈夫という気持ちから、やる気を行動に移せないことがあります。あまり楽しくない作業や、どちらかというとやりたくない作業はなおさら、つい先延ばしにしてしまいます。

ＡＤＨＤの人が時間の見積もりがあまいのは、時間感覚が弱く、過去の失敗は忘れ、未来の予測は苦手だから。ようやくやりはじめてから、「間に合わない！」と焦ることになってしまいます。

所要時間の見積もりをするときには、過去の失敗と原因を思い出し、突発的な用事に対処する時間も考えましょう。

時間を感じる

時間はどんどん流れていくものです。その流れは想像するより速いかもしれません。時間を体感したり、時間を目に見えるかたちにしたりする（視覚化する）ことで、時間感覚の弱さを改善しましょう。

実際の所要時間をはかる

朝の支度など、実際にどのくらい時間がかかるかをはかってみる

あまり細かくせず、洗面所で 20 分などと、場所ごとにはかってもよい

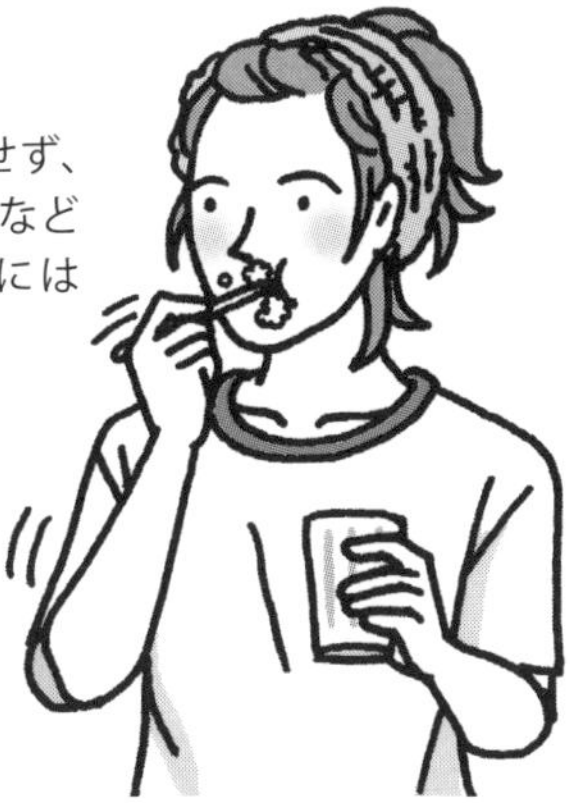

砂時計を使う

30 分計など、長めの時間がわかるものがよい

砂が落ちるのをずっと見つめていると、時間がたつのを遅く感じることもある

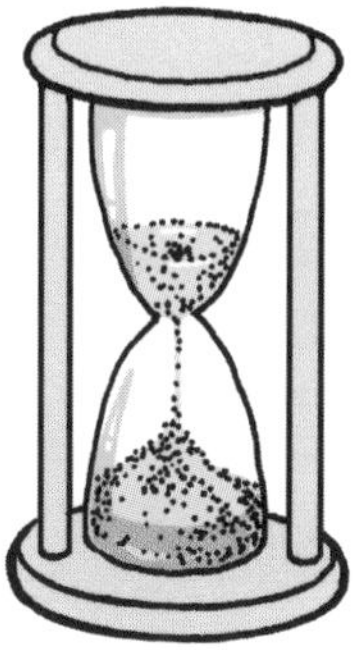

アナログ時計にする

デジタル時計よりアナログ時計のほうが、時間が見える

見やすいところに時計を置いておこう

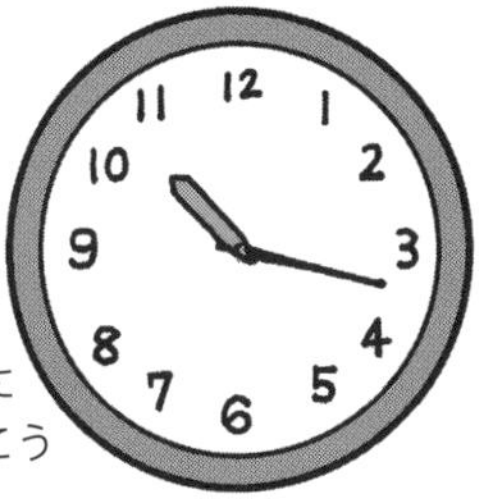

余裕をもって見積もる

時間はギリギリに見積もらず、余裕をもたせましょう。突発的な用事ができるかもしれません。作業や自分の状態によっては、休憩時間が必要です。

不測のことやトラブルを見込む

- 忘れ物をする
- 電車が遅れる
- 体調をくずす
- ムダなことをしてしまう
- 道に迷う
- 電話が入る　など

＋

休憩時間をとる

- 飽きる
- 疲れる
- 集中が途切れる　など

作業を書き出して全体をつかむ

やることが多い仕事のスケジュールづくりは、ADHDの人にはとても苦手な作業。途方にくれてしまいます。頭で考えていても、まとまりません。やることを書き出してみましょう。

スケジュールのつくり方（会議の準備例）

スケジュールをつくる順番じたいがよくわからないこともあります。スケジュールは細かく段階をふんでつくります。そのつど、上司に報告・連絡・相談しながら進めましょう（→P54）。

- 会場を決める
- 飲み物などを出すか
- 配布物の準備
- 配布物の作成
- 参加人数見込む
- 関係者へ連絡する

やることを書き出す

思いつくことをランダムに書いてみる。この段階ではやる順番を考えなくてよい

- プロジェクターを使うのか？
- ここでは、おおよその人数を予測
- メールでいいか、返事をもらうのか？

問題点や確認することが見えてくる。メモしておこう

作業の全体がつかめる

期日までになにをやるか、全体をつかむのは、スケジュールを立てるうえで必要

スケジュールをつくろう

やることが多い仕事は、どこから始めていいか迷います。時間感覚の弱さもあって、しばらく放っておいても間に合うような錯覚に陥ったら大変。先延ばしグセが出てしまいます。

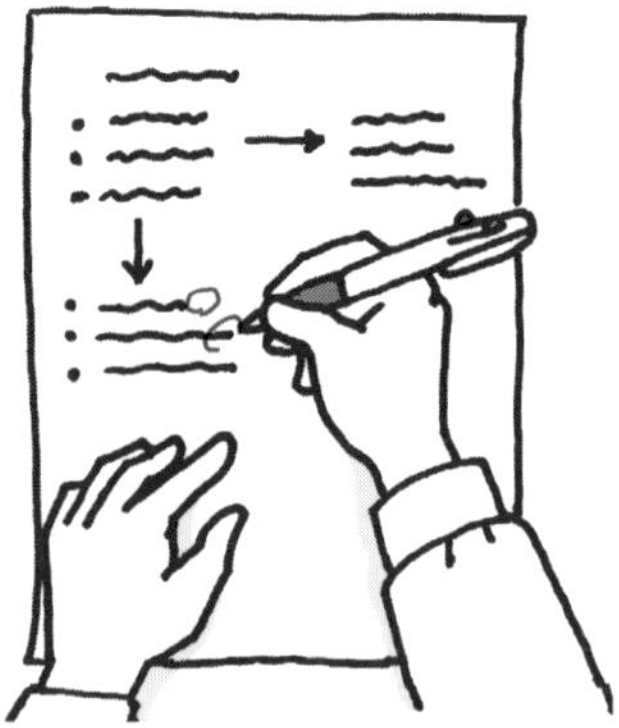

上司に確かめておきたいことなどをメモしながら書くこともできる

順番を決めて書き直す

会場が決まらないと関係者へ連絡できないなど、順番を考えながらきれいに書き直す。また、優先することがあれば、早い順番にする（→P71）

①人数確認
②会場を決める
③関係者へ連絡
④配布物の作成
⑤配布する準備
⑥飲み物を出す用意

簡単なことを①にしても

作業になかなかとりかかれないＡＤＨＤの人。簡単にできることをまず①にして、やってしまうのもひとつの手。②以降が進めやすくなります。ただし、マイ締め切りは設定してください（→Ｐ52）。

作業期間を見積もる

それぞれの作業にどのくらいの日数や時間がかかるかを見積もる。想像どおりに進まないこともある。余裕をもたせるように意識しよう

①人数確認　１日
②会場を決める　３日
③関係者へ連絡　１週間 …… 返事が来ない人へ確認作業が必要
④配布物の作成　３日 …… ３日ではできない可能性もある
⑤配布する準備
⑥飲み物を出す用意
（⑤⑥で）１日 …… どこに置いておく？

マイ締め切りを設定する

Ｐ52へ

最初の作業は、スケジュールづくり。やることを書き出してみます。ばくぜんと頭で考えているだけでは、時間の見積もりも、作業の順番もあやふやになり、場当たり的に始めることになりかねません。書くことが大事です。

　スマホで書いてもいいですが、スマホを紛失したり、電池切れしたり……。紙にも書くことをおすすめします。

余裕をもたせて「マイ締め切り」を決める

スケジュールづくりの仕上げは、締め切りを決めることです。通常の締め切りより早めにした「マイ締め切り」を設定するのが、やる気マネジメントのコツです。

P51から

マイ締め切りの決め方

P51で見積もった作業期間をもとに、それぞれの作業に締め切り日を書き込んで、スケジュールを完成させます。

① 人数確認	1日	6/3（水）
② 会場を決める	3日	6/9（火）
③ 関係者へ連絡	1週間	6/19（金）
④ 配布物の作成	3日	6/25（木）
⑤ 配布する準備 ⑥ 飲み物を出す用意	1日	6/29（月）

会議　7月1日（水曜日）13：00～

近い日に設定

①の作業は、スケジュールをつくっている日の近くに設定する。遠い日にするとピンとこない。また、やる気がしぼんでくる

それぞれに1日以上の余裕をもたせる

意識するように赤い色で書くのもいい方法

最終的な目標日を書いておく

注意すること

- 作業だけでなく、その作業をする準備の期間も考える
- 不測の事態が起こったときの予備日を設ける
- 休日を数えない
- ひとつの作業には、できるだけ休日をまたがない
- マルチタスクにならないように調整する（1度に1つの作業にする）
- 作業がすんだらチェックしてもらう時間もとる

書いたら見えるところに貼っておこう

自分で自分に「サバ」を読む

実際の締め切り日ではなく、前倒しした日をマイ締め切りにしましょう。長期の仕事なら、それぞれの作業を少なくとも一日前に。

マイ締め切りの設定は、日常的な時間管理にも役立ちます。例えば、三時に書類を提出するのなら、マイ締め切りは一時です。

また、マイ締め切りを守るには、締め切り日までカウントダウンするほうがいいという人もいます。

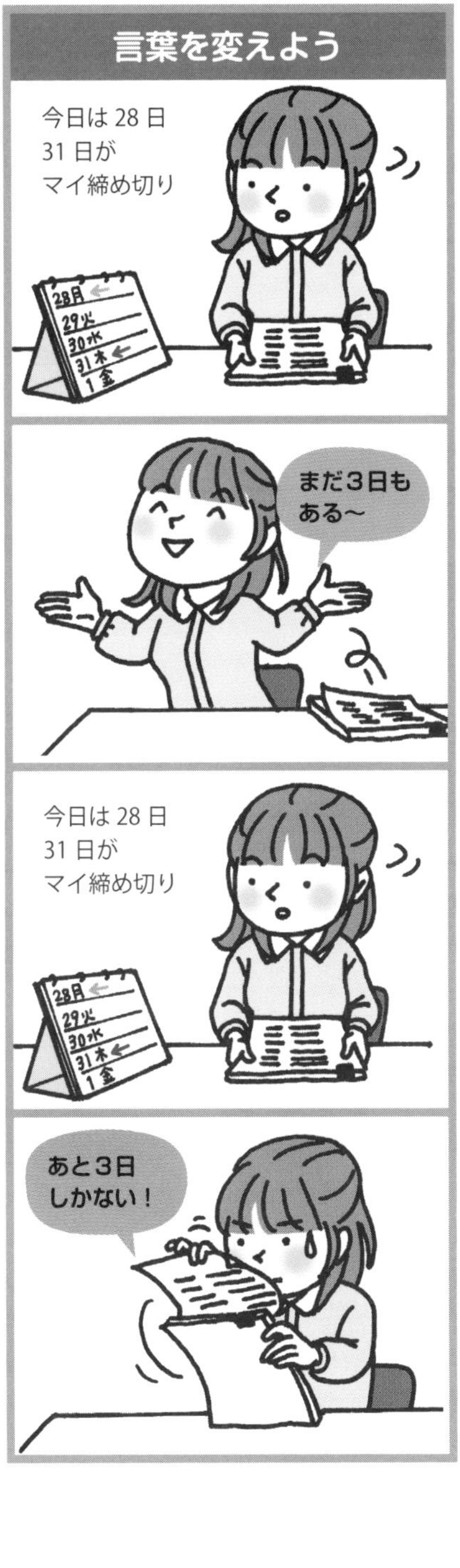
言葉を変えよう
今日は28日
31日が
マイ締め切り
まだ3日もある～
今日は28日
31日が
マイ締め切り
あと3日しかない！

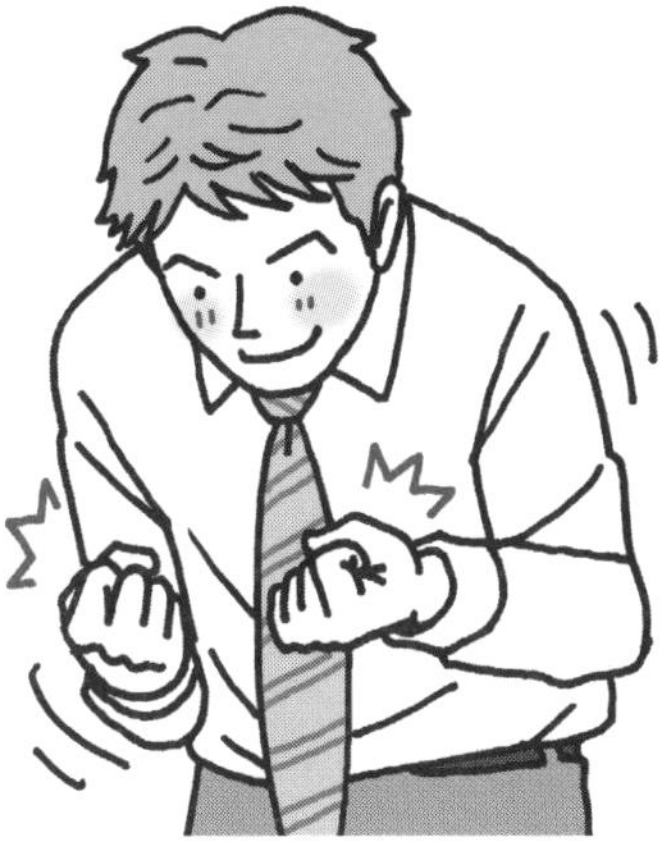

マイ締め切りをクリアするたびに、「よくやった」と自分をほめよう

Q　サバを読んでいることが自分でわかるので無意味では？

A　マイ締め切りで一時にしても、「本当は三時だ」などと思って、なかなかやらない人もいるでしょう。それでも、マイ締め切りという発想は有効です。

実際の日時を間違えやすいのもＡＤＨＤの特性。いつ、なにが起こるかわからないのです。「きっとなにかあるはず、そのための予備時間」と考えましょう。

「ホウレンソウ」でマイ締め切りを守る

マイ締め切りを決めても、いまひとつ守る自信がない人もいるでしょう。上司への「ホウレンソウ（報連相）」もマイ締め切りを守る手段のひとつ。まず、決めたマイ締め切りを報告しましょう。

ホウレンソウとは

社会人として大切な「報告・連絡・相談」を「ホウレンソウ（報連相）」とまとめた言葉です。定型発達の人でも、新入社員などは報連相が重要といわれます。

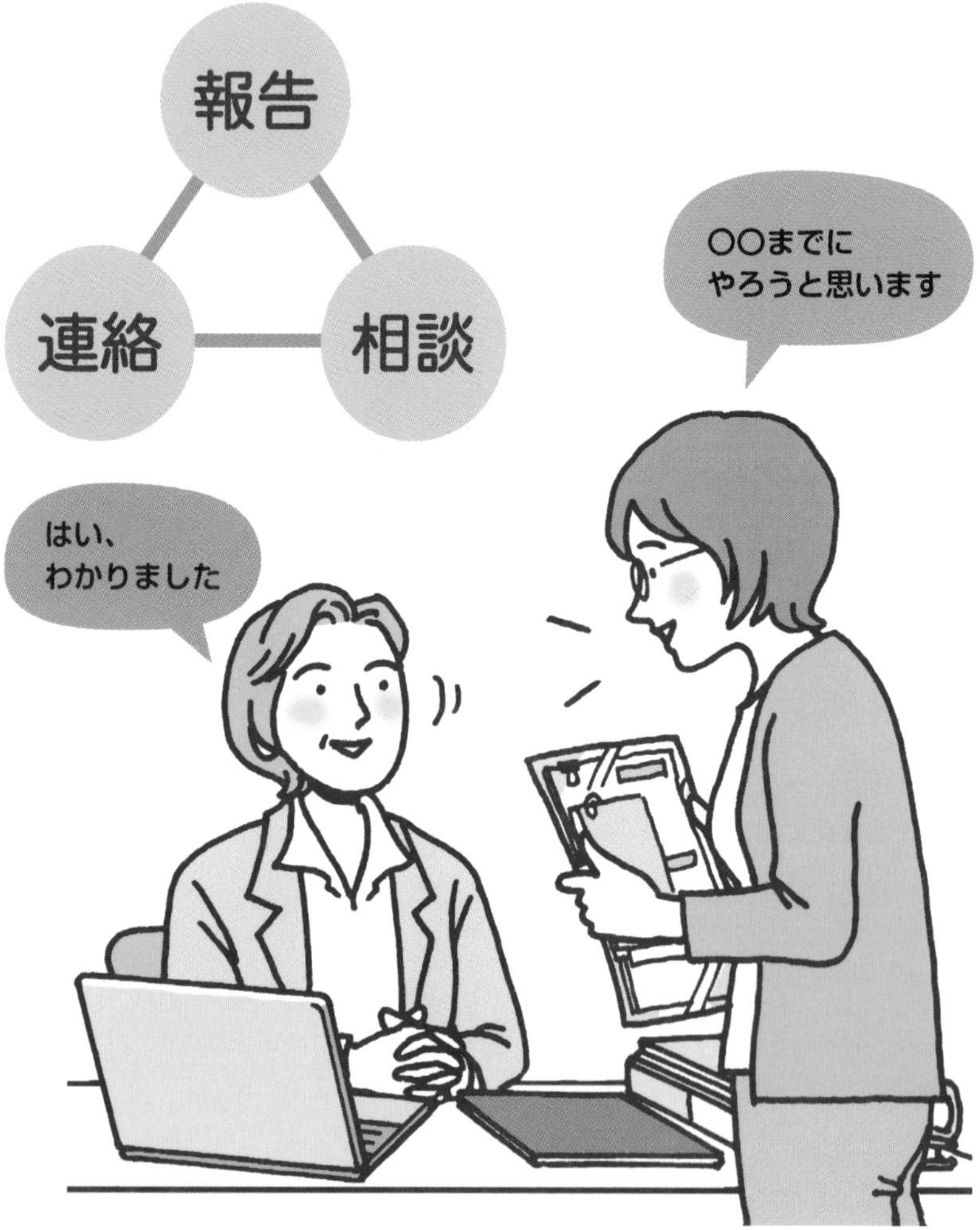
報告
連絡
相談
○○までに
やろうと思います
はい、
わかりました

マイ締め切りに合わせてするだけでなく、途中で何度か報連相をしてもいい

こまめに報連相をしよう

マイ締め切りを設定しても、ひとりでコツコツと努力するのは苦手なＡＤＨＤの人。マイ締め切りを守るためにも、スムーズに仕事を進めるうえでも、こまめに報告・連絡・相談をしましょう。それがひとつの目安になり、マイ締め切りを守りやすくなります。

まず、マイ締め切りを書き込んだスケジュールを上司に報告し、適切かどうか確認してもらいます。今後もそのつど報連相したいということも伝えておきます。

報連相をこまめにすれば、本人が今どんな仕事をしているかが上司や周囲にわかるというメリットもあります。困ったときなど、周囲の人に相談することもできるでしょう。

大事なこと

問題点や疑問点を見直す

報連相をする際に、スケジュールをつくる段階で出た問題点や疑問点のメモ（→Ｐ50）を見直しましょう。問題点や疑問点はそのつど解決しておかないと、次の行動をする足かせになってしまいます。

こんな方法も

アポイントをとってしまう

例えば書類の提出のマイ締め切りを設定したら、その書類に関しての打ち合わせをするように、関係者にアポイントをとってしまうのも、マイ締め切りを守る手段になります。

Q いざとなれば、残業（徹夜）をしてもいいのでは？

A 最後は馬力を出して徹夜すれば、なんとかなるだろうという考えですね。その考えじたいが、締め切りを守れない原因のひとつです。

また、ＡＤＨＤの人は体調管理が苦手（→Ｐ94）なので、残業（徹夜）で体調をくずすことも。翌日から寝込めば、かえって周囲に迷惑をかけることになります。

残業を前提としたスケジュールづくりはやめましょう。

こんな言葉も

「チンゲンサイ」

「沈黙する、限界まで言わない、最後までがまんする」など、もとの言葉には諸説ある。ＡＤＨＤの人は、「沈黙する、限界まで先延ばし、最後までやらない」にならないように注意を

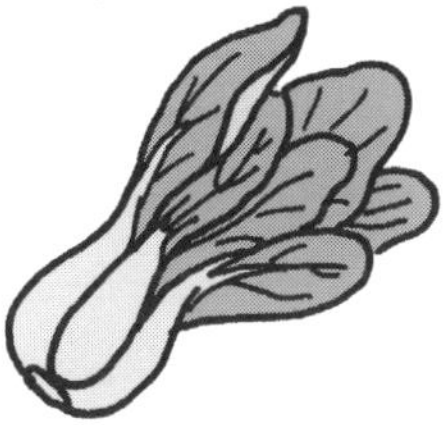

「おひたし」

「怒らない、否定しない、助ける、指示する」をまとめていう。上司や先輩に知っておいてほしい、最近注目されている言葉

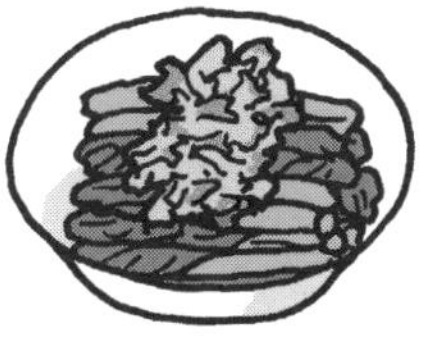

「人間タイマー」を頼んでおこう

締め切りをきっちり守るには、タイマーをセットしておくことも有効です。時計やスマホのアラームを鳴らしてもいいのですが、いちばん頼りになるのは、誰かに言ってもらう「人間タイマー」です。

タイマーのセットを

締め切りの前にアラームが鳴るようにセットしておきましょう。例えば２時間前など、早めに設定します。スマホや時計もいいのですが、できれば、誰かに声をかけてもらうほうがいいでしょう。

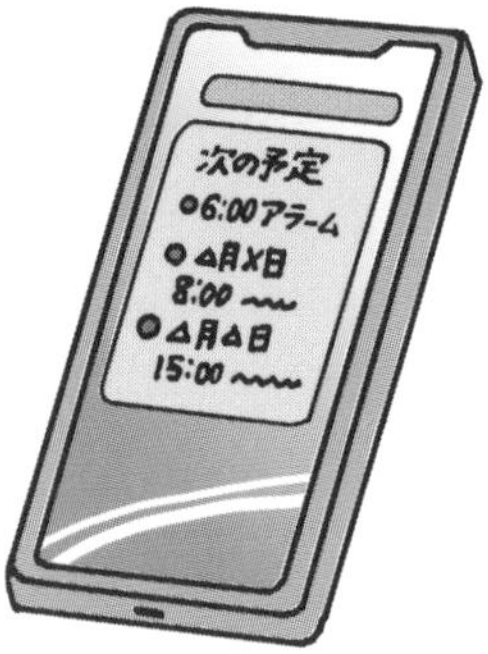

セットしたら確認しよう

スマホで締め切りの管理

締め切り間近になるとアラームが鳴るようにセット。ただ、気づかない、近くにない、セット時間を間違える、電池切れ、肝心なときに持っていないなど、役に立たないこともある

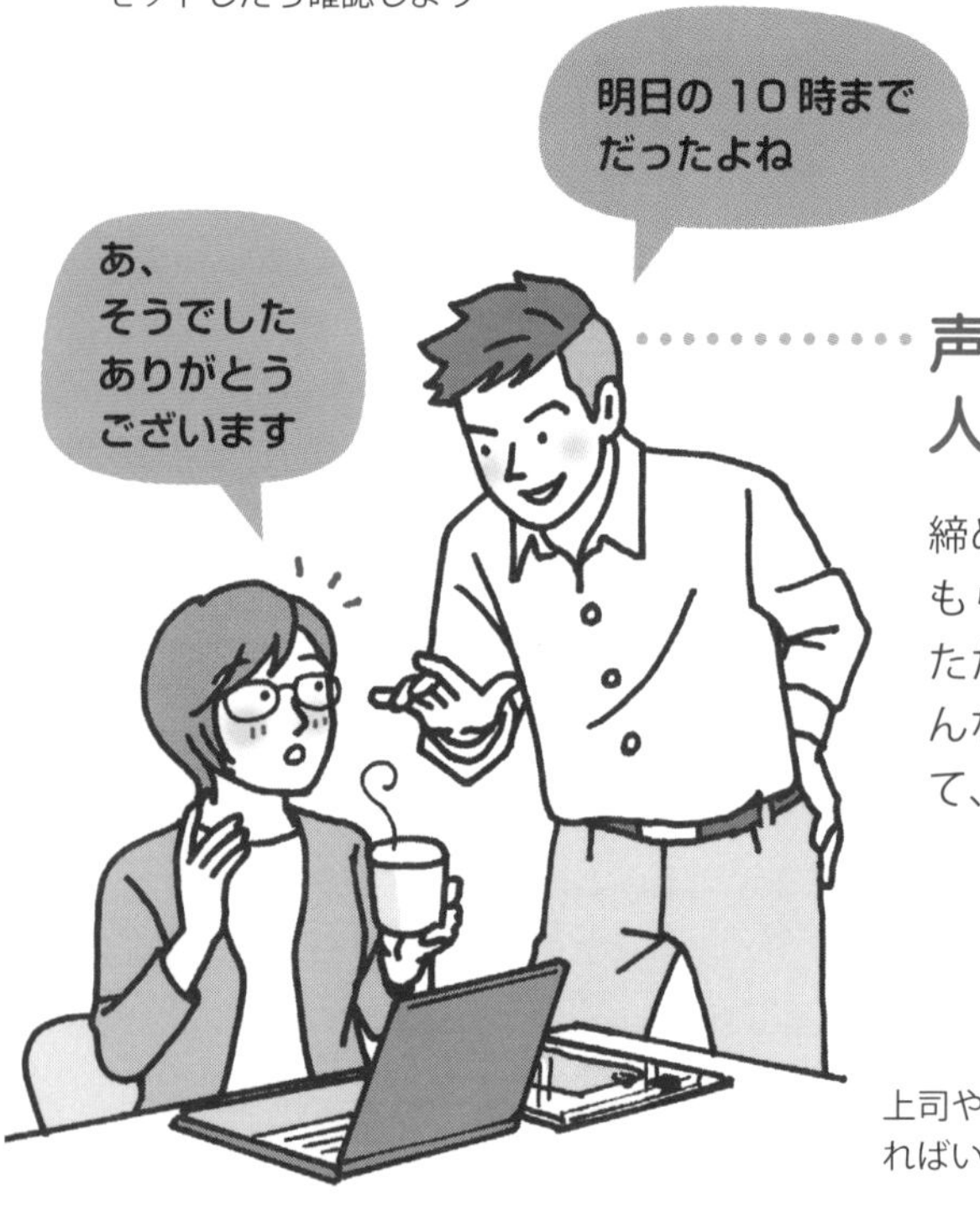
明日の 10 時までだったよね
あ、そうでしたありがとうございます

上司や同僚に頼めればいいのだが

声をかけてもらう人間タイマー

締め切り間近に声をかけてもらうように頼んでおく。ただ、人間関係による。みんなとうまくかかわりあって、助けてもらおう

苦手なことは助けてもらってもいい

締め切り時間を自分に知らせるために、アラームを鳴らす方法があります。締め切り時間より少し早めにセットしておくとよいでしょう。

スマホや時計もいいのですが、誰かに声をかけてもらうほうが有効です。スマホや時計では鳴っても気づかないこともあります。セットしわすれなどのトラブルも。

やはり人間のほうが頼りになります。いわば「人間タイマー」。マイ締め切りの目標を伝えて、締め切りが近づいたら、声をかけてもらいましょう。

苦手なことがあったら助けてもらうのは、恥ずかしいことではありません。大事なのはスケジュールどおりにしあげることです。ただ、助けてくれる人には、感謝の気持ちを伝えましょう。

感謝の気持ちを伝えよう

声をかけてもらう人との人間関係が悪くないとしても、たび重なると相手の負担になります。そのつど、「ありがとうございます」などと、感謝の気持ちを伝えるようにしましょう。そのひと言があるとないとでは、おおいに違います。

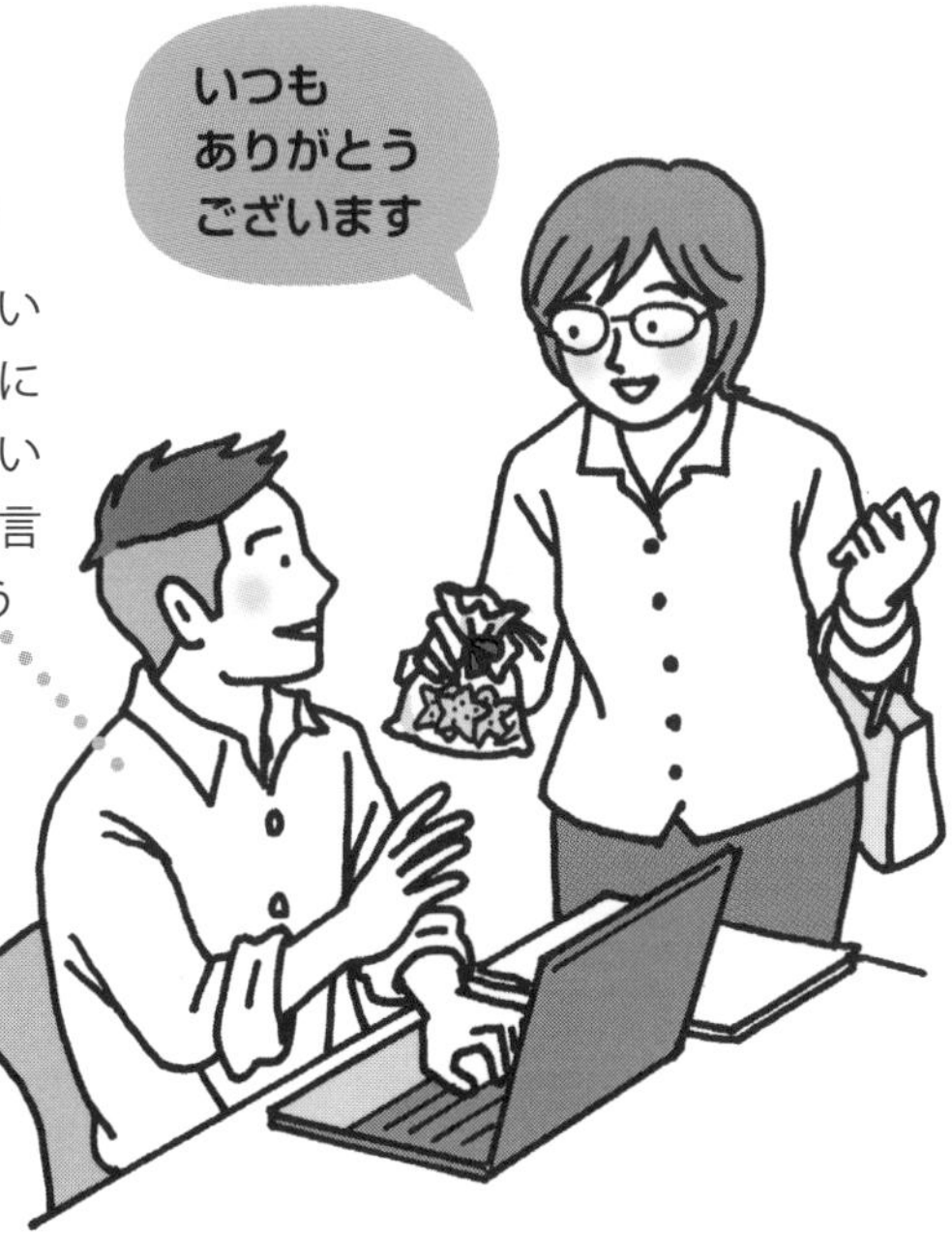

じつは負担に思っているかも

「いい加減にしてほしいな」「俺を時計代わりにするなよ」と感じているかもしれないが、言葉には出さないだろう

ちょっとしたお礼の品を用意しても。あまり高額なものだと、相手がかえって気にするので、大げさにならないように

タイマーを頼める友人を大切に

子どもの保育園に書類を出すなど、仕事以外にも締め切り日はあります。「あの書類、明日だよね」などと、仲のいいママ友に声をかけてもらうよう頼んでおきましょう。昔からの友だちに「片づけを今週末にやるって言ってたよね」などと、ラインで送ってもらうのもアリ。片づいたら友だちに遊びにきてもらえます。

ただし、親しい友だちでも、必ず感謝の気持ちを伝えること。友だちは大切にしましょう。

「ほどほど」の細かさで分けるのがコツ

大きな作業は、細かく分ければとりかかりやすくなります。これが作業の「細分化」です。細分化といっても、あまり細かすぎないように。ＡＤＨＤでは、細かすぎると苦しくなる人がいるからです。

細分化のやり方

ここでは分け方の方法を示します。ただ、「ほどほど」の程度がわかりづらいかもしれません。個人差が大きいので、自分が苦しく感じられない量が「ほどほど」だと工夫してみてください。

1 作業工程で分ける

スケジュールをつくるには、まず、やることをランダムに挙げます（→P50）。次に順番を決めるときに、作業をまとめていきます。全体をつかめるので、作業をブロック分けすることができるでしょう。

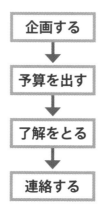

企画する
↓
予算を出す
↓
了解をとる
↓
連絡する

2 時間で分ける

１日の勤務時間全体を、いくつかに分け、その時間でできることを当てはめます。時間の枠組みをつくるということです。

午前

３時間

➡ 資料を読む

午後

４時間

➡ ２時間　書類作成

➡ １時間　上司へ報告

➡ １時間　片づけ

3 空間で分ける

片づけや掃除をするときには、よい方法です。部屋全体をいくつかに分け、分けた部分の作業を進めます。例えば、ソファーのまわりだけ、テレビ台だけ、食器棚の１段だけ、といったように分ければ、できそうな気になるでしょう。

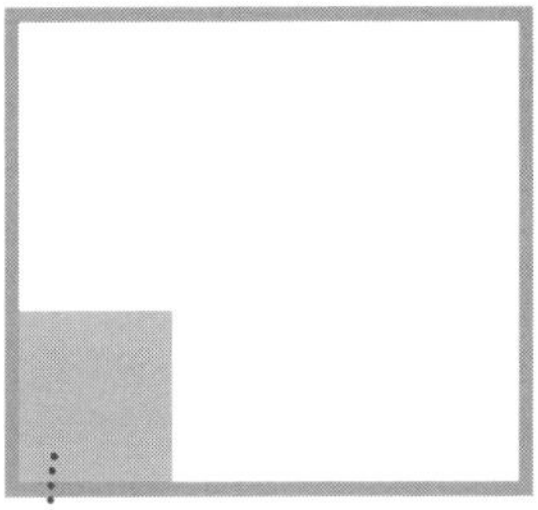
部屋全体の１部分だけ

4 個数（件数）で分ける

ＡＤＨＤの人は単純作業が苦手なので、同じような作業がたくさんあると、うんざりしがちです。そのような場合は、個数や件数で分けて作業をします。途中に休憩をはさみます。

１回に 10 件ずつデータ入力など

5 心のエネルギーで分ける

あまりやりたくないことをやらなくてはいけないとき、途中でいやになってしまうことも、よくあります。その作業をどのくらい続けられるか、自分の心のエネルギーで、作業を細分化します。

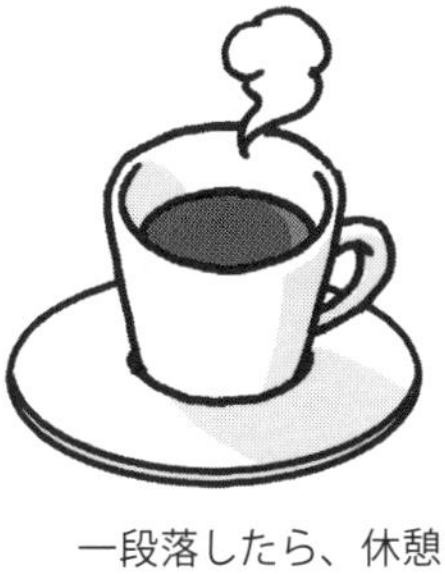
一段落したら、休憩をとって、エネルギー補給

あまり細かくすると苦しくなる

作業を細分化すると、やる気が行動に結びつきやすくなります。ただし、ＡＤＨＤの人は、ある程度おおざっぱに、かためすぎないように分けるのがコツ。やる順番を分単位で決めたり、パターン化したりすると、いやになってしまうからです。

長期の仕事のスケジュールでも、一日のＴＯＤＯリスト（↓Ｐ70）でも、やるべきことを細かくたくさん挙げると、そのなかからやりたいことをピックアップしてやってしまうでしょう。

余裕をもたせて「ほどほど」に分けます。そしてひとつひとつを、「やれそうだ」と感じられる量にしましょう。

仕事をひきうける前に考えること

やるべきことを始められないのは、仕事量が多すぎる問題もあります。ＡＤＨＤの人は、仕事をたくさんかかえる傾向があります。大きな原因が、頼まれた仕事をすぐにひきうけることです。

考えること

仕事を依頼されると、すぐに興味をもち、いろいろと思いついて、やりたくなってしまいます。自分の状態をよく考えずに、スケジュールや TO DO リスト（→P 70）の、すきま時間につめこんでしまいます。

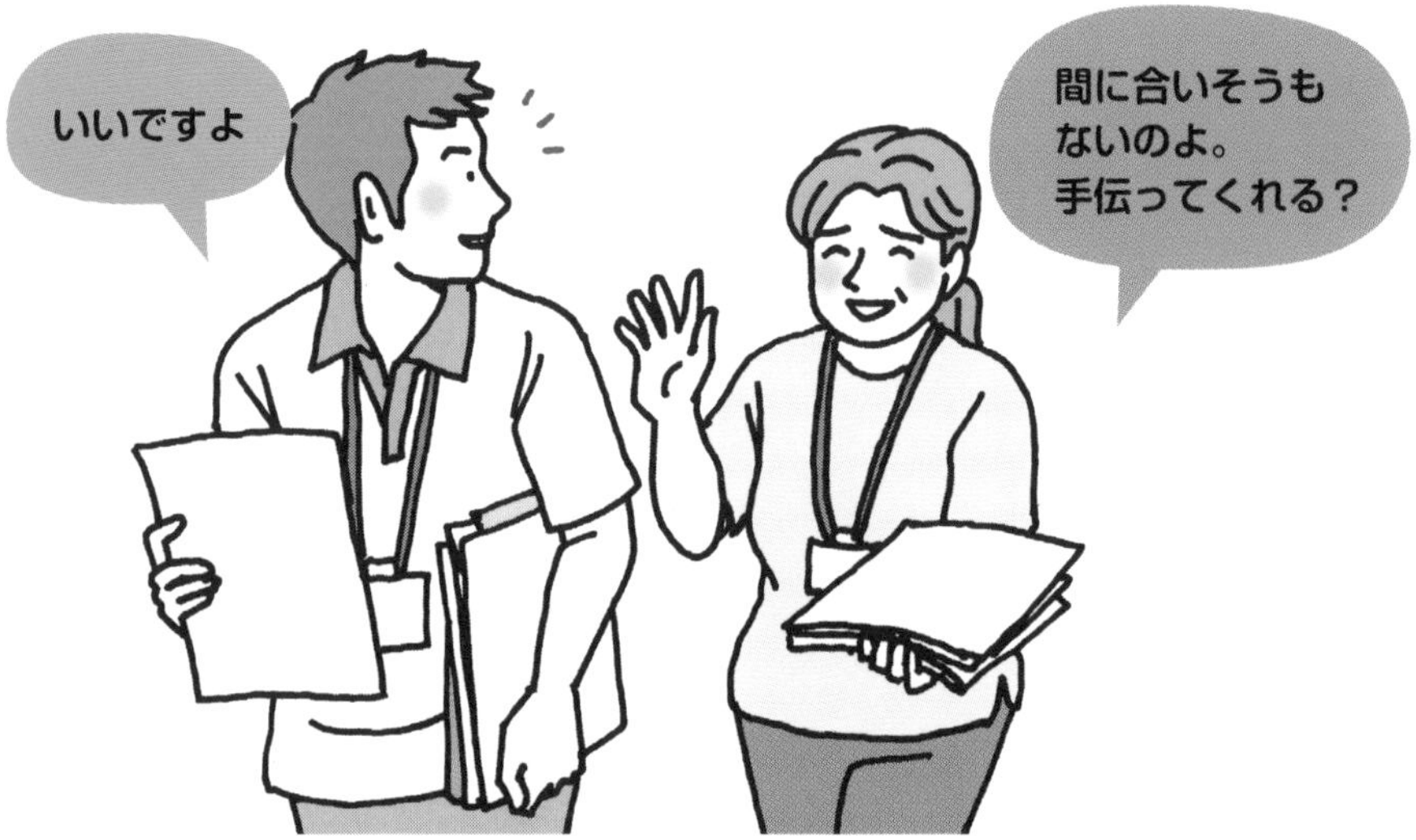
いいですよ
間に合いそうもないのよ。手伝ってくれる？

困った人をほうっておけないと、情にほだされることも

ちょっと待った

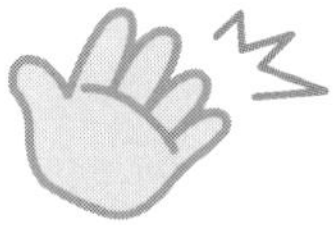

ひきうけて大丈夫？

- 仕事量が多すぎない？
- すきま時間につめこもうとしていない？
- （根拠なく）自分にはできると思っていない？
- 「ノリ」で受けていない？
- なんとかなるさと思っていない？

断るほうがいいのでは？

考えた結果、断るほうがいいこともあります。角が立たないようにするには、「できません」と即答せず、少し間をおいて断るといいでしょう。

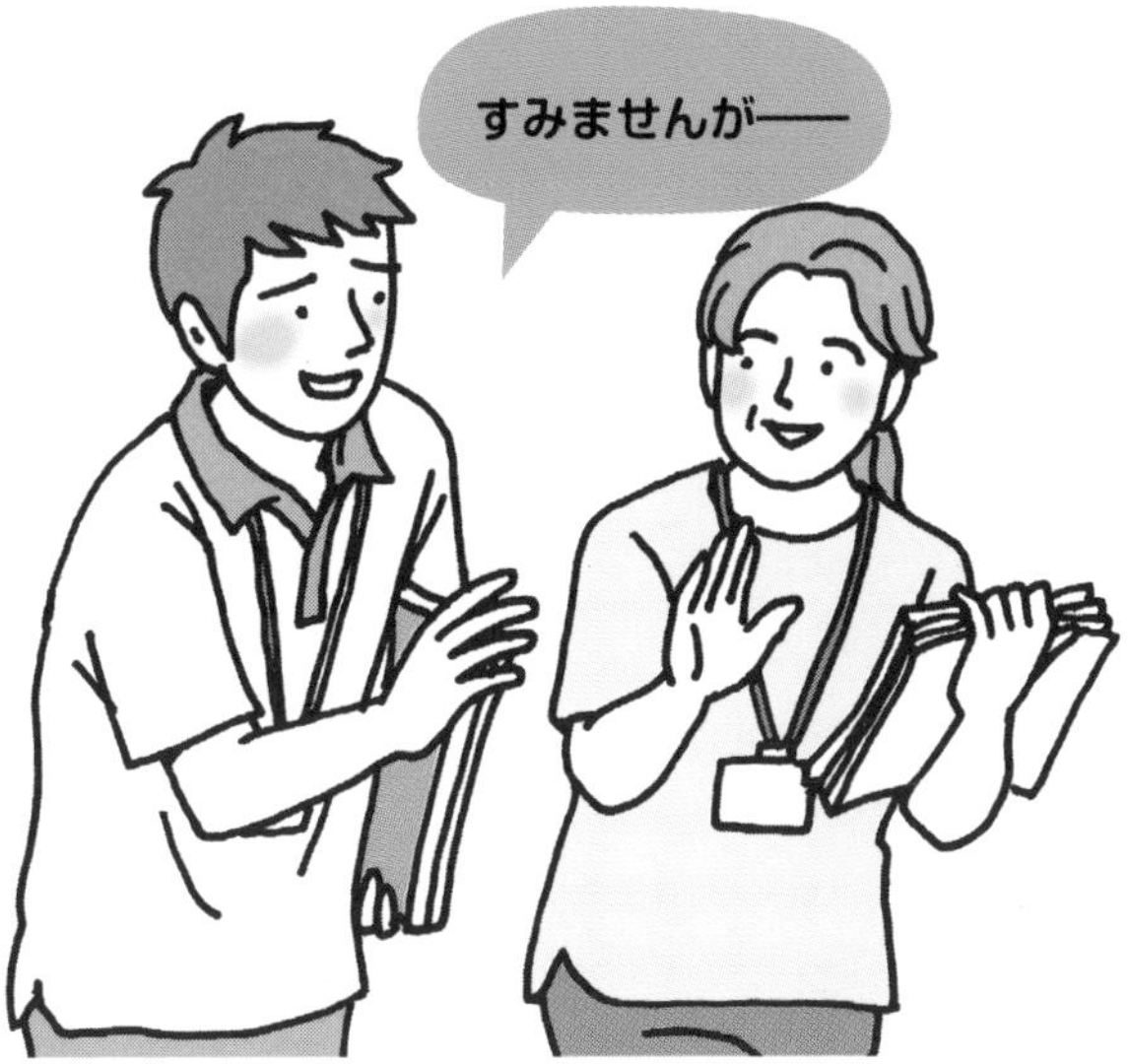

「あいにくですが」「お手伝いしたいのですが」などと、断るのを和らげる言葉をはさもう

めんどうくさくならない？

これまでも、ひきうけた仕事を始めたらめんどうくさくなったことはありませんか。過去の経験を思い出してみましょう。ただし、「なんとかやれた」は忘れましょう。かなり無理をしたはずです。

困ったことにならない？

- 間に合わない
- 中途半端な仕事になる
- 倒れる（自分が）
- 他人をまきこむ

ひきうけすぎてめんどうになりやすい

少し厳しい言い方ですが、ＡＤＨＤの人は、仕事を安請け合いする傾向があります。

ところが、ときには、やりとげられないこともあります。間に合わなかったり、体調をくずしたりします。できるかどうか、よく考えてから返事をしましょう。

思いつきから仕事を増やしていないか

もうひとつ考えなければならないのは、仕事を広げすぎていないかということ。やる気はあるし、次々に思いつくので、多くの仕事をつくってしまいます。

新しいことを思いついたら、やることをやみくもに広げていないか、考えましょう。やりたくても、できることには限度があります。「破綻」の警報機が鳴っていないでしょうか。

エネルギーの配分をバランスよく

なにかを一生懸命やっていても、はたから見ると、やるべきことをやっていない――。ADHDの人は、エネルギーの配分が悪く、やらなくてもいいことに全部をそそいでいたりします。

今、大切なことは

ＡＤＨＤの人は、日常生活が大変だといいます。あれもこれもやろうとして、がんばりすぎていないでしょうか。今なにが大切なのか、バランスを考えましょう。

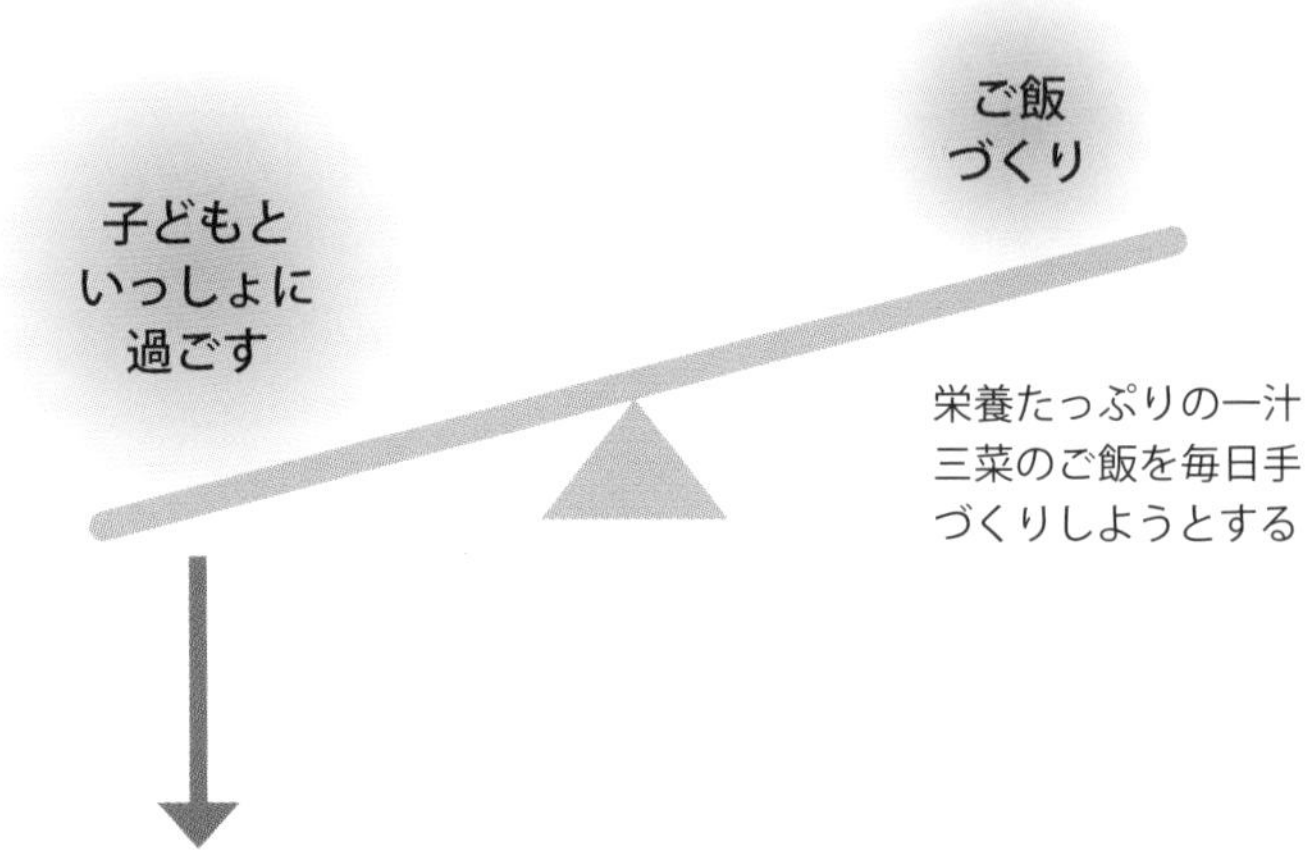
ご飯
づくり
子どもと
いっしょに
過ごす
栄養たっぷりの一汁
三菜のご飯を毎日手
づくりしようとする

こちらのほうが大切

ご飯づくりと子どもの相手とどちらも完璧にするのは難しい。できないからとイライラして、逆に子どもにあたりちらすことも。

ＡＤＨＤの人で、子育て中なら、子どもと過ごすことを最優先に。ご飯はスーパーで買ってきたものを食べてもいいと、わりきろう

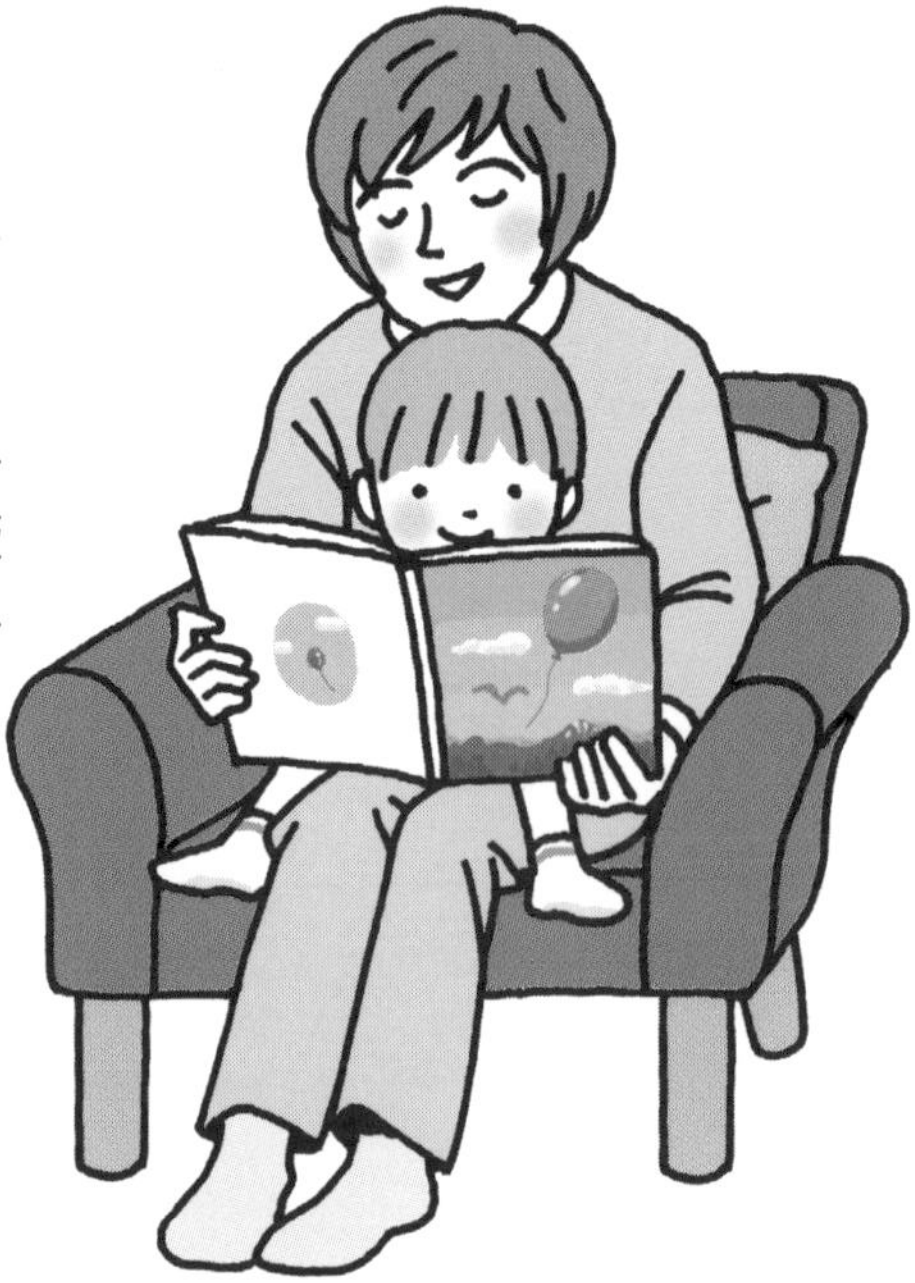

子どもにゆっくり本を読んであげる時間がとれた

やるべきことをやらないのに疲れている

一日中がんばってもはかどらず夜には疲れはてる毎日。日常生活が大変なのは、エネルギーの配分のバランスが悪いからです。

完璧主義なため、すべての仕事に一〇〇％のエネルギーをそそごうとする人がいます。また、やらなくてもいいことに、全エネルギーをそそいでしまう人も。

今は、なにを中心に置くべきなのかを、見直しましょう。

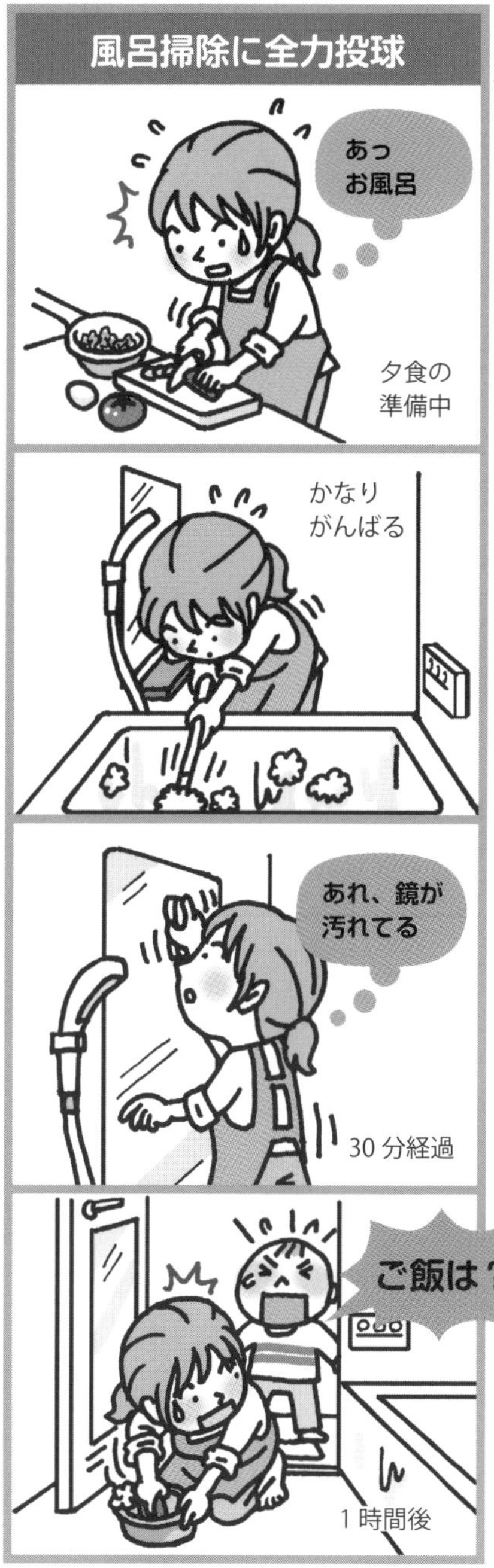
風呂掃除に全力投球
あっ
お風呂
夕食の
準備中
かなり
がんばる
あれ、鏡が
汚れてる
30分経過
ご飯は？
1時間後

75%を配分する

複数の作業にそれぞれ100%のエネルギーをそそごうとしていませんか。エネルギーは100%でなく、75%の出力にしましょう。その75%を、配分します。

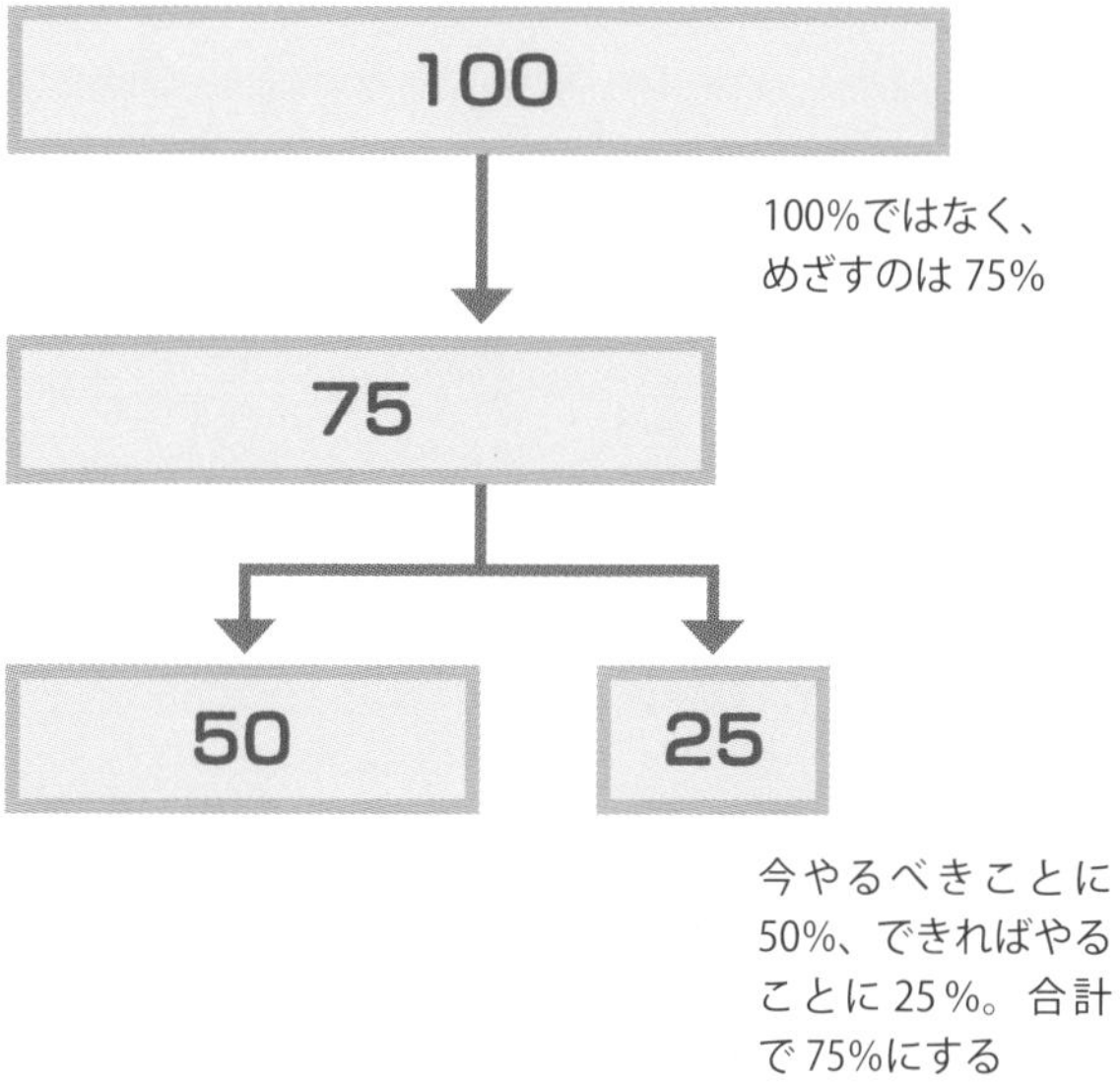
100
100%ではなく、
めざすのは75%
75
50
25
今やるべきことに
50%、できればやる
ことに25%。合計
で75%にする

COLUMN

スマートフォンに時間をとられていない？

ハマりやすいので要注意

スマホは、スケジュール管理、タイマー使用など、便利な道具です。ただし、いくつかの点で、スマホの使用は要注意です。

まず、ＡＤＨＤがあるとスマホにハマりやすいこと。目から入る刺激が楽しいので、やりたいことの上位に来てしまいます。依存症になる人も少なくありません。

時間をとられるのも困ります。やるべきことがあるのに、何時間もスマホに費やしています。

スマホに頼りすぎると、なくしたときが大変。ものをなくしやすいのもＡＤＨＤの特性です。

メモは紙に書く、外出時はバッグに入れるなど、スマホと距離をおく練習もしておきたいです。

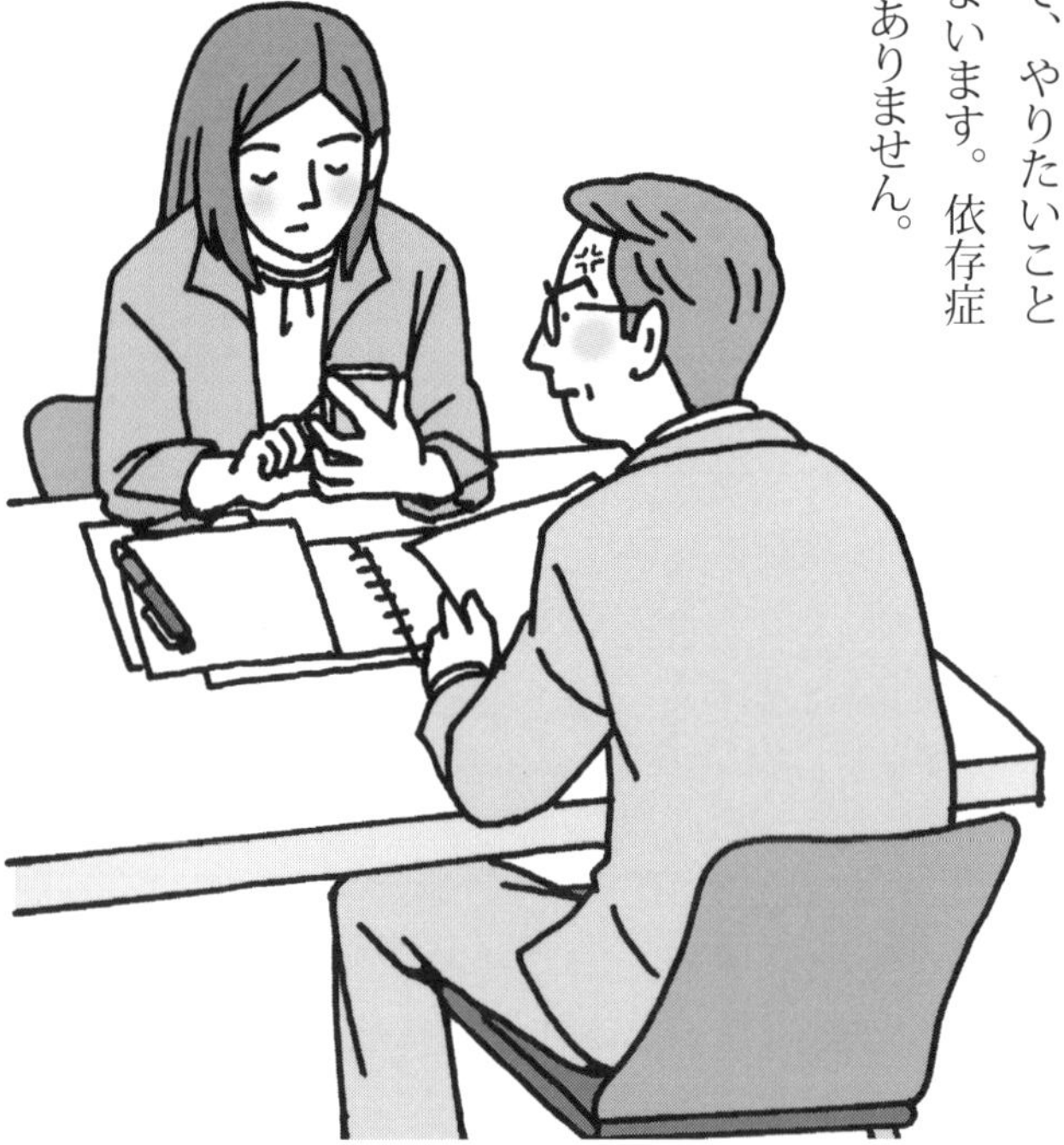

打ち合わせ中でもスマホの操作を始める。相手が怒っていても気づかないほど熱中している、などということはないだろうか

4

すぐやれるように準備しておく

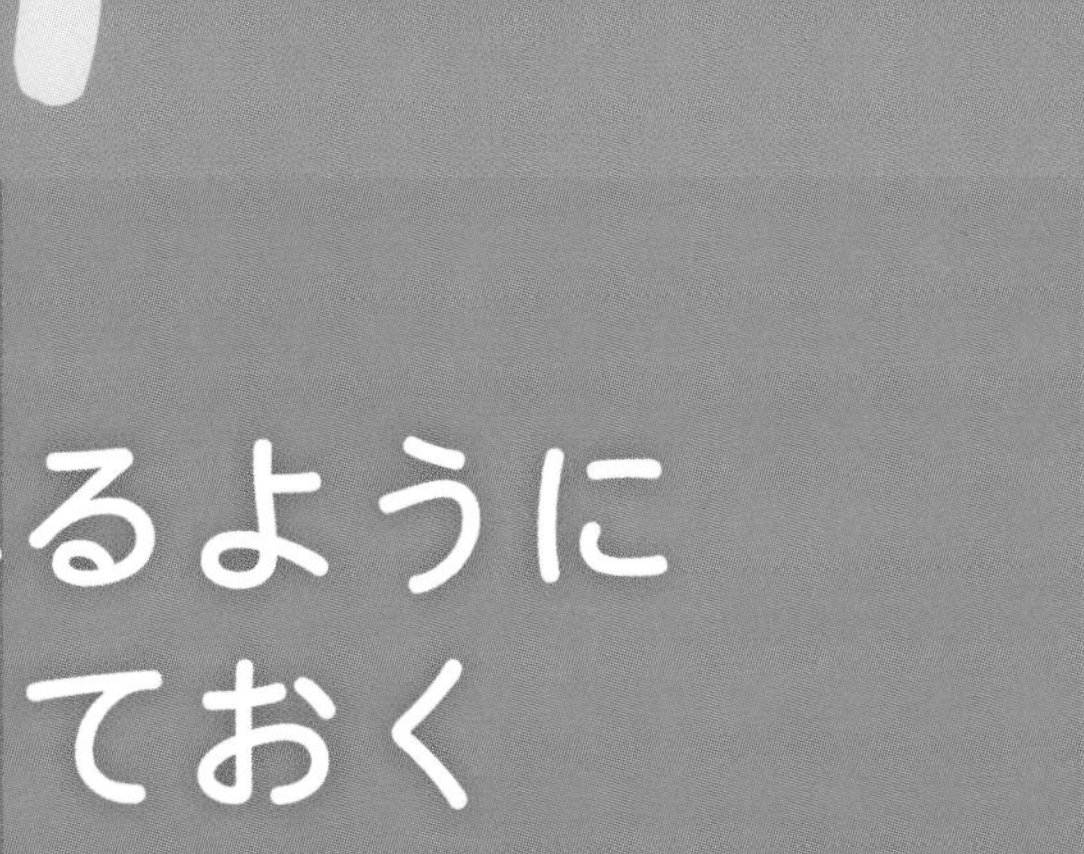

いざやろうと思っても
あれがない、これがない……
もの探しをしているうちに
やる気はどこへやら。
すぐに始めるには準備が大切です。

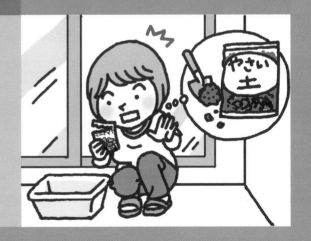

Fさんのケース

学校へ出す書類。ハンコを探しているうちに……

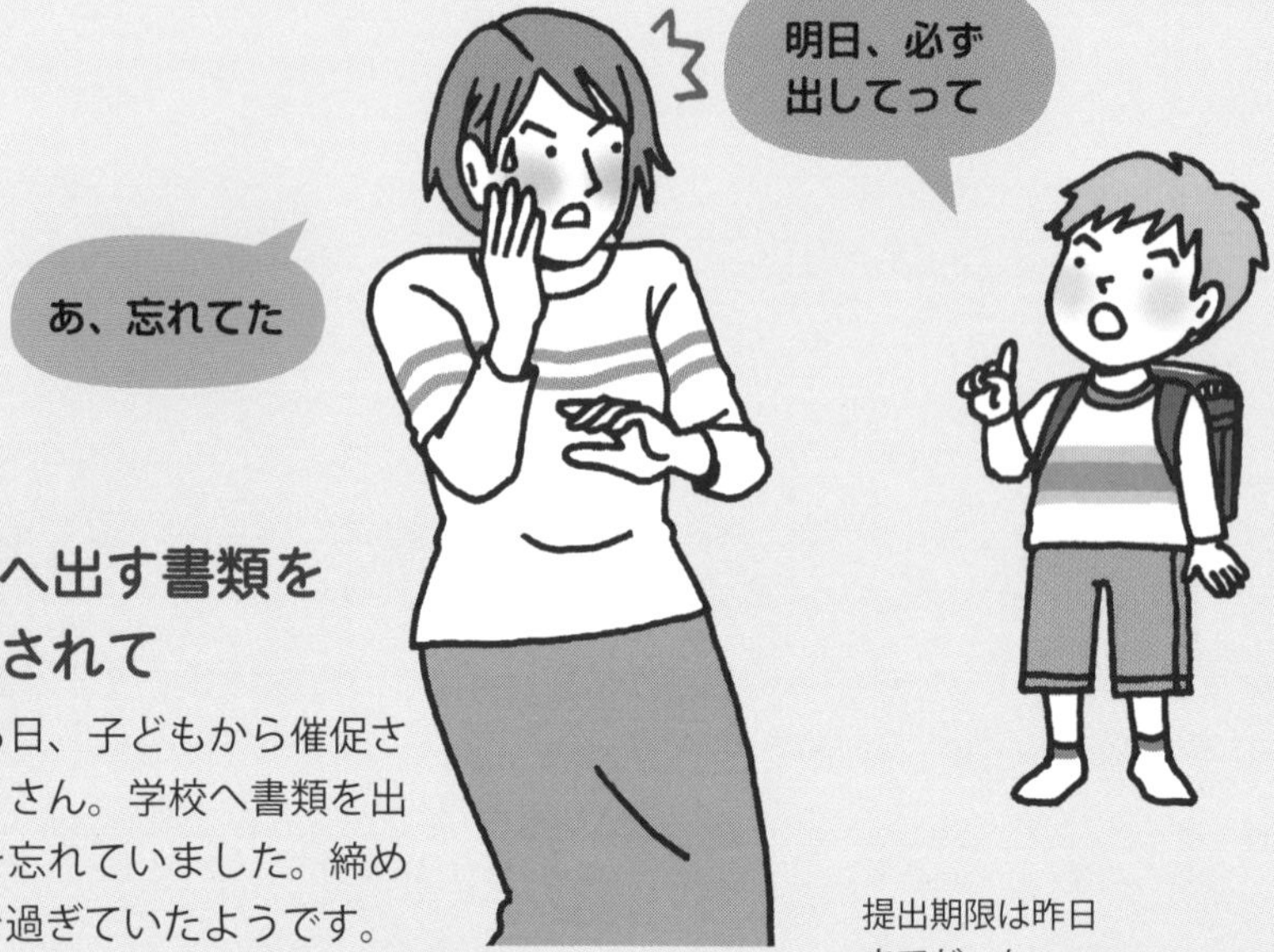

提出期限は昨日
までだった

学校へ出す書類を催促されて

ある日、子どもから催促されたＦさん。学校へ書類を出すのを忘れていました。締め切りを過ぎていたようです。

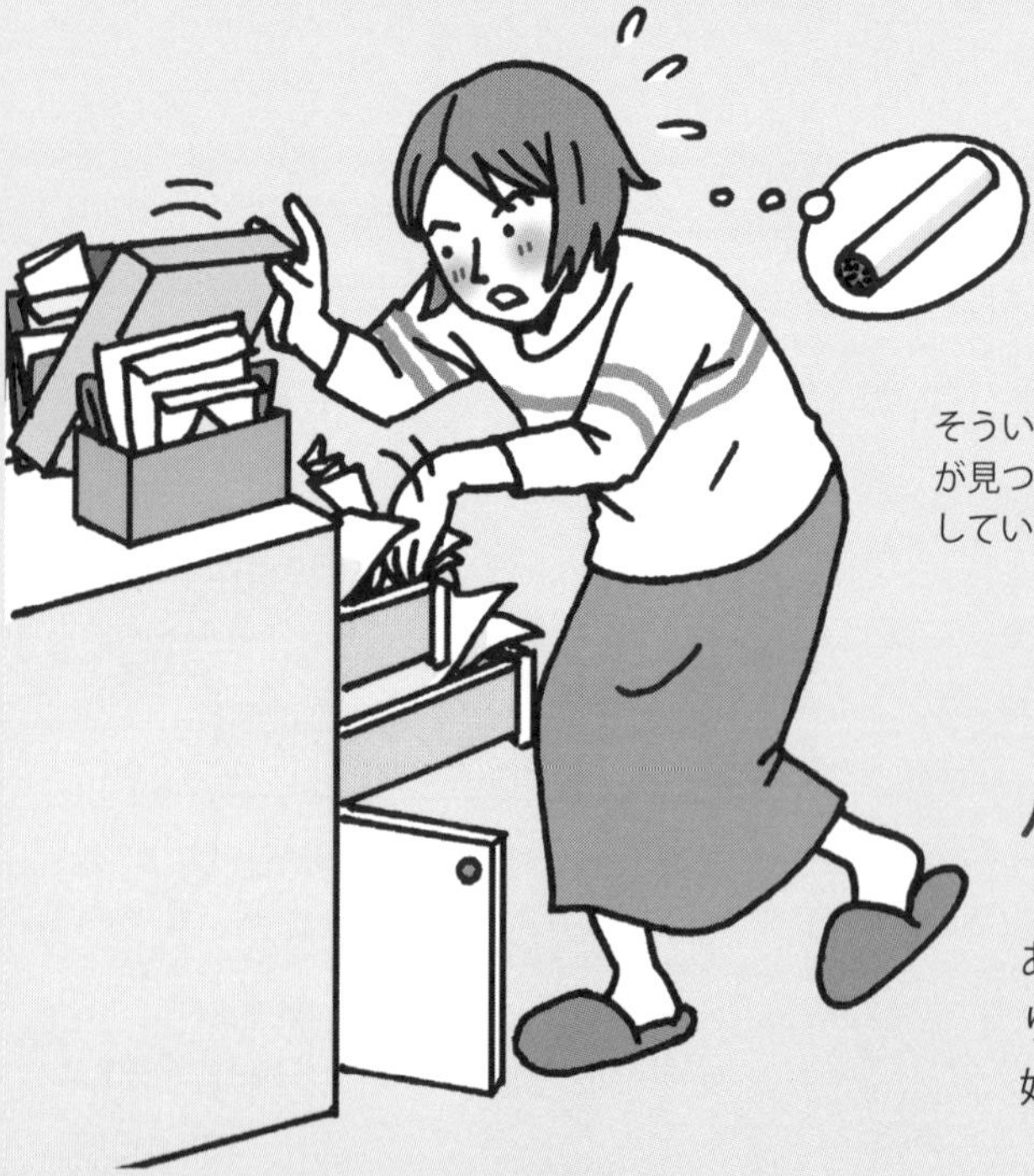

そういえば、ハンコ
が見つからずに放置
していたのだった

ハンコが見つからない

書類にはハンコを押す箇所がありましたが、ハンコが見つかりません。まずハンコ探しから始めなければなりませんでした。

別のものを見つけてしまう

ハンコを探しているうち、返事を出していない通知を発見。同窓会のお知らせに出欠の返信ハガキを出していなかったのです。

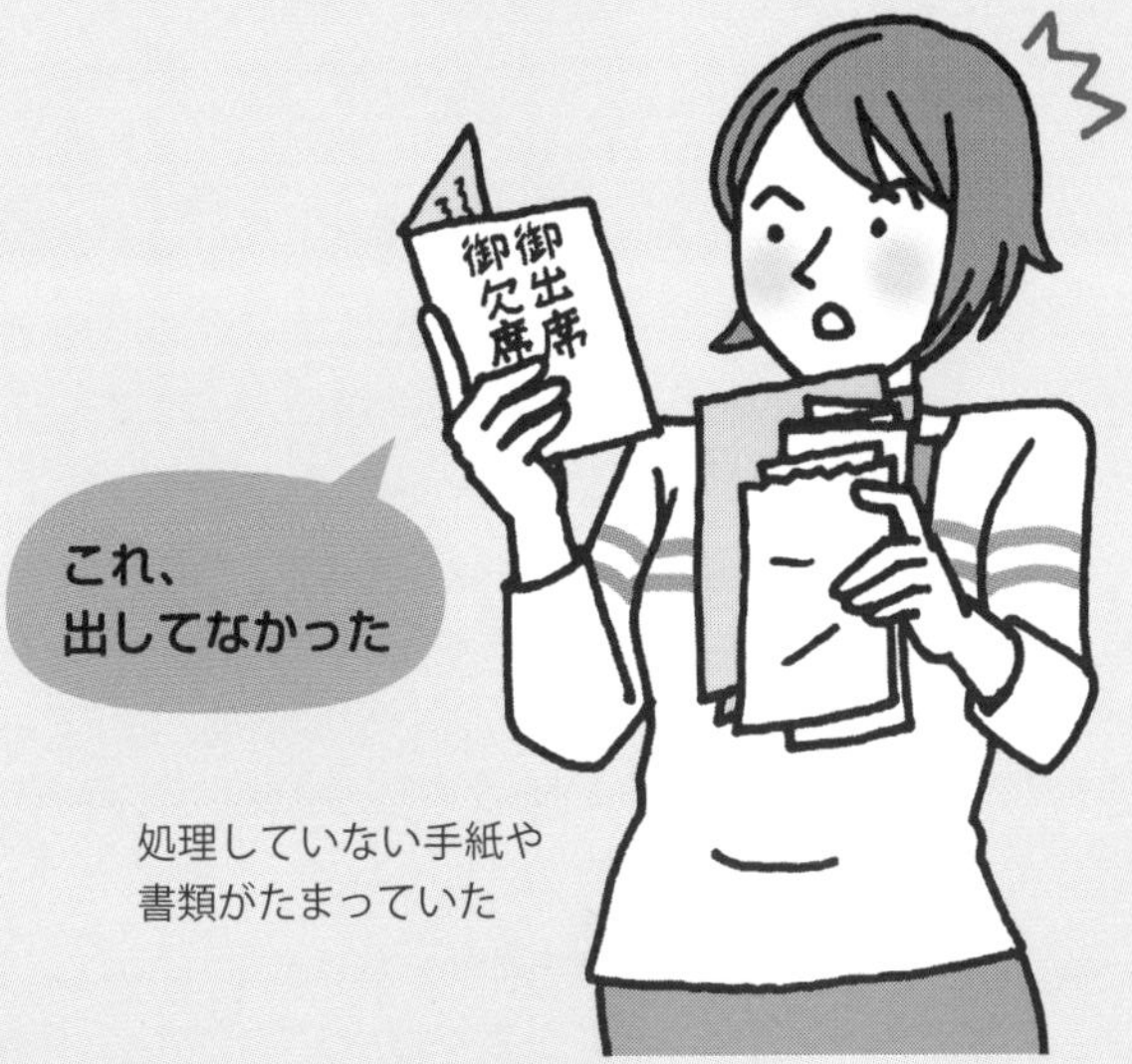
御出席
御欠席
これ、
出してなかった

処理していない手紙や書類がたまっていた

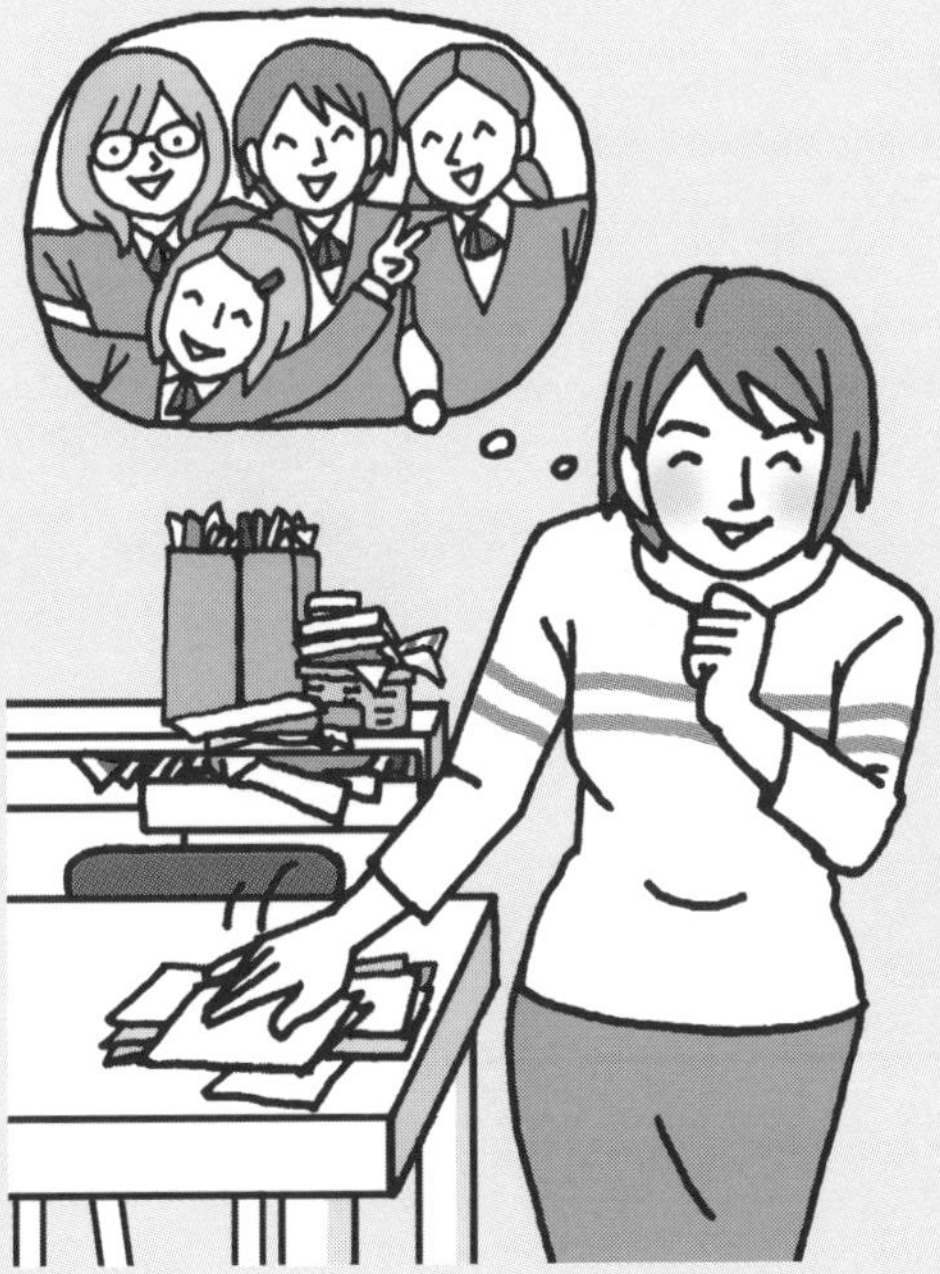

思い出にふけるFさん。卒業アルバムを探すことにした

同級生を思い出して

同窓会は数年ぶり。次々に同級生の顔が浮かんできます。なかには名前が思い出せない人も。Fさんは卒業アルバムを見ることにしました。

翌日

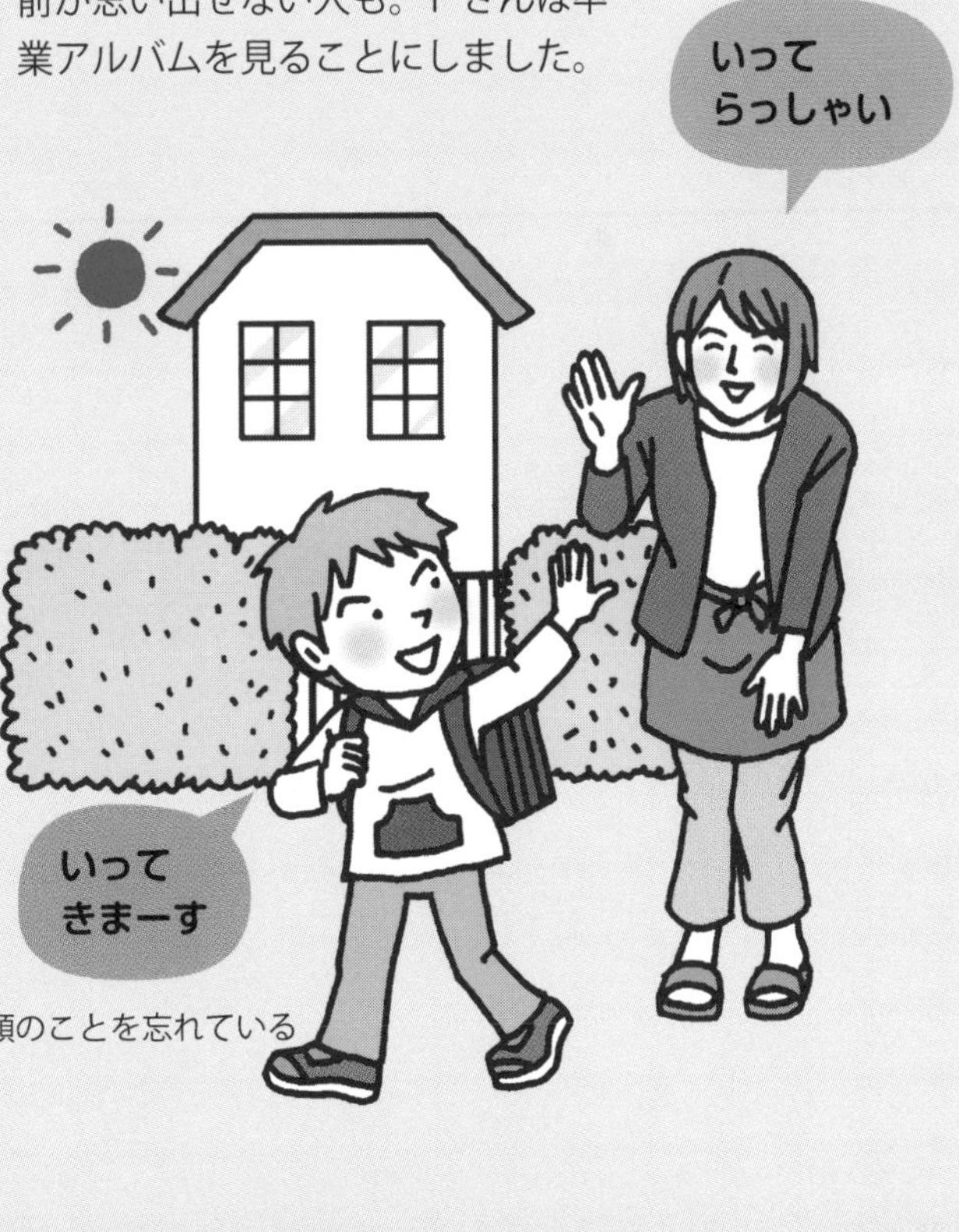
いって
らっしゃい
いって
きまーす

またしても提出を忘れた

その後すっかりハンコ探しを忘れてしまい、書類のことも忘れてしまいました。今日もまた同じことがくり返されるのでしょうか。

子どもも書類のことを忘れている

定位置を決めて、「もの探し」をなくす

なにをするにも、まず道具を探してから、ということはありませんか。ADHDの人は、片づけが苦手なことが多いのです。道具がなくては、やるべきことを始められません。

自宅では

書類の提出がめんどうならハンコや筆記用具を、宅配便を出すのを先延ばしにしがちならガムテープやひもを、まとめておきましょう。

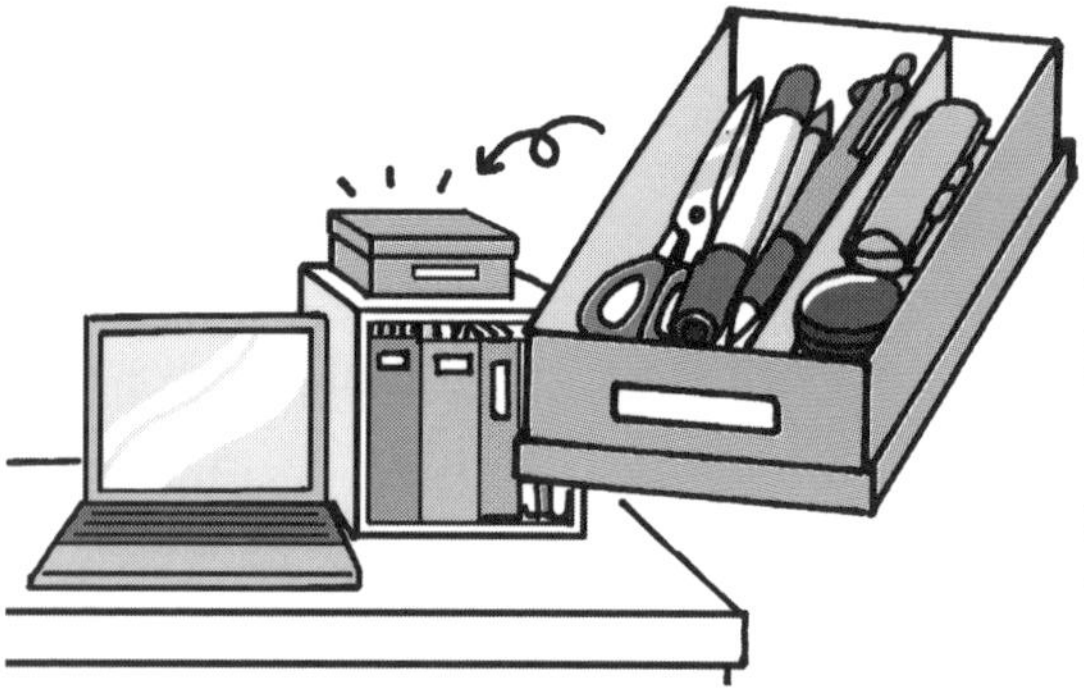

筆記具、ハンコ

例　棚の上
パソコンデスクの上

まとめて箱に入れ、よく使うところに置く

使ったら戻す

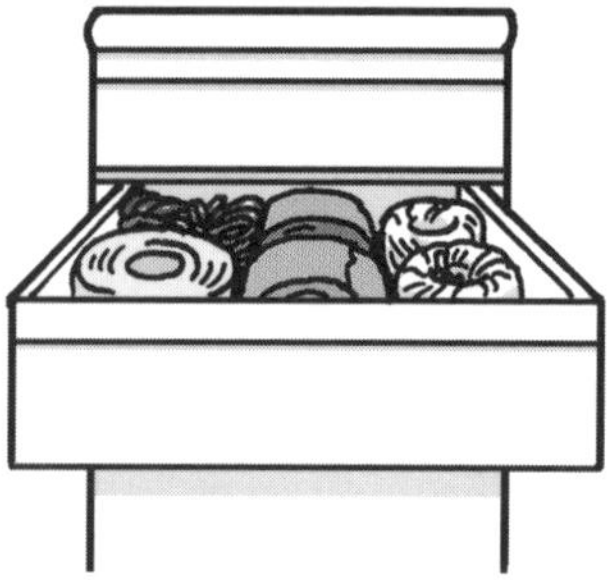

ガムテープ、ひも

例　引き出しの中
棚の中

かさばるので、入れる引き出しを決めるか、まとめて箱に入れ棚に置く

もの探しは時間のロス

家事や仕事が予定どおりに進まないのは、もの探しからスタートしているから。探しているうちにほかのことに気をとられ、そのうち忘れてしまうこともあります。

ＡＤＨＤの人の多くは、「片づけが苦手」だと言いますが、改善していくほうがトクです。時間のロスが減ります。やるべきことにすぐとりかかれます。もの探しをしている間のイライラがなくなります。気持ちがよくなり、自信が回復してきます。

まず、よく使うものの定位置を決めてしまいましょう。使ったら必ずそこへ戻すことが大事です。

職場では

進行中の仕事の書類をしょっちゅう探さないように、まとめておきます。メールや電話の連絡を先延ばしにしないように、連絡先一覧をまとめておくとよいでしょう。

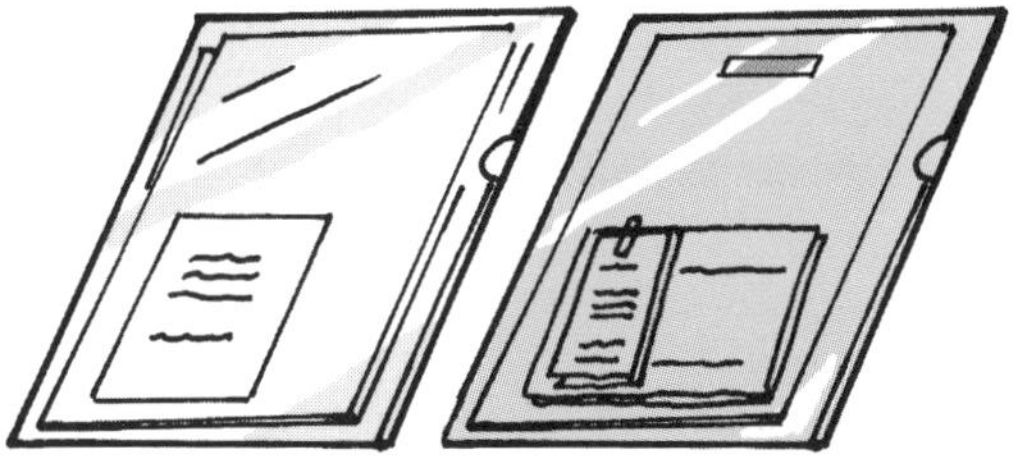

ファイル

クリアファイルなら、保管が簡単。仕事の内容別（顧客別など）に色を分けておくのもよい

使ったら戻す

- 相手の社名
- 名前、肩書、部署名
- 電話番号、ファクス番号
- メールアドレス
- 自社の担当者名
- メモ（「連絡はメールがいい」など）

連絡先一覧

パソコン内に連絡先一覧のファイルをつくるなどしてまとめておくと、連絡を先延ばしにせずにすむ

毎日持ち歩くもの

毎日使うのに、ＡＤＨＤの人がしょっちゅう探しているものがあります。例えば下記のように、定位置を決めましょう。

	自宅では	外出時には
カギ	玄関の壁にフックをつけてかける	バッグの定位置に入れる
定期券	バッグに入れたままにしておく	バッグの定位置に入れる
スマホ	カゴに入れてテーブルの上に置く	身につける
財布	カゴに入れてテーブルの上に置く	バッグの定位置に入れる

バッグを替えても困らないように、バッグインバッグを利用しよう

その日やること

TODOリストをつくって一日をスタート

やらなくてはいけないことがたくさんあるのに、なにから手をつけていいかわからずウロウロ。これは時間のムダです。時間を有効に使うために、TODOリストをつくりましょう。

自宅でのTO DOリスト

働いている人の場合は、平日用は朝用と夜用をつくります。毎日迷わず作業をするための基本のリストです。同じ要領で休日用は1日分のリストをつくります。目につくところに貼っておくといいでしょう。

朝起きてから「なにをやるんだっけ」と迷う。化粧品を買った翌朝には、着替えの前に化粧をするなど、やる順番がバラバラ

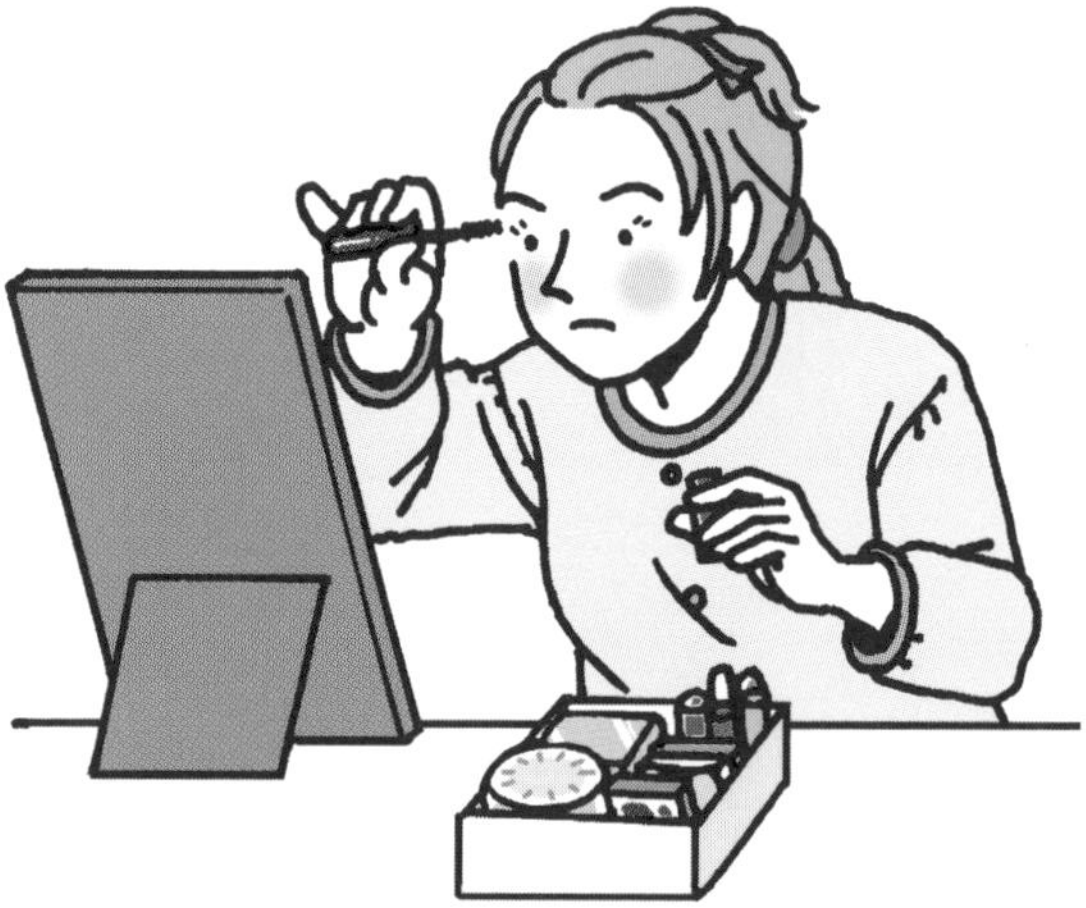

朝、家を出るまで（例）

6:00 起床
身支度
洗濯
朝食の支度
7:00 朝食
片づけ
洗濯物を干す
8:00 家を出る

帰宅してから（例）

6:30 買い物をして帰宅
洗濯物を入れてしまう
夕食の支度
7:30 夕食
片づけ
翌日の準備
10:00 入浴
11:00 寝る

平日は、朝2時間、帰宅してから4時間半。
その時間を分けて、やることをわりふる。
これが時間の枠組みをつくるということ

まず「やること探し」になっていないか

ＡＤＨＤの人は、一日じゅう動きまわっているわりには、いろいろとうまくいっていません。これは、「次、なにをやるんだっけ」と、ウロウロしている時間がけっこうあるから。気づくと、やりたいことを優先して、やるべきことが置き去りにされています。

その日やることのリストづくりを

家事や仕事のＴＯＤＯリストをつくりましょう。やることと使える時間を見て、優先順位の高いことからわりふっていきます。

家事は平日用と休日用をつくります。平日は家事にあてられる時間は少ないので、最低限に。休日は時間がたっぷりありますが、くれぐれも、やることをつめこまないようにしましょう。休日は心身を休める日です。

優先順位のつけ方

すぐにやるべき作業、締め切りが迫っている作業を先にします。どれも同じ程度なら、重要な仕事を優先させます。仕事だけでなく、家事についても同じように考えましょう。

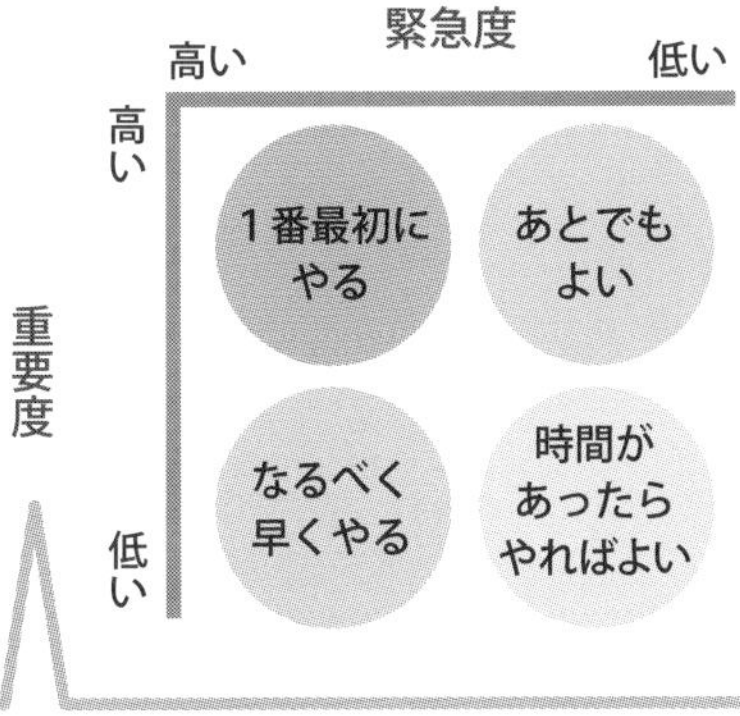

緊急度
高い
低い
重要度
高い
低い
１番最初にやる
あとでもよい
なるべく早くやる
時間があったらやればよい

緊急度と重要度が高い仕事を、もっとも優先する

重要度が高いとは？

会社の存続や信用、相手先の仕事やお客様の人生などに直接影響しそうな仕事が最重要。次に、上司や相手先、お客様から、優先するように指示された仕事

職場でのTO DOリスト

仕事のスケジュールとは別に、その日やることのTO DOリストをつくります。優先順位を考えながら、使える時間をわりふっていきます。優先順位がわからない場合は、上司に確認しましょう。

（例）

午前 メールの整理
資料探し
Ａ社のＢさんに電話連絡
↑絶対、午前中に！
午後 在庫確認
14:00 部内会議
会議の内容整理しておく

９時５時勤務なら、使えるのは昼休みを除いて７時間しかない。時間の枠組みをつくる

メールにはまず定型文を返信しておく

仕事はもちろんのこと、私的にも、手紙やメールへの返信は遅らせてはいけません。相手の信頼をそこねることになります。受け取ったことだけでも、すぐに返信しておきましょう。

メールをためてしまう

「文章をよく考えてから返信しよう」と保留にしていると、返信すべきメールがたまってしまいます。遅れるほど、相手が怒っているのではないかと想像され、ますます返信しづらくなってしまいます。

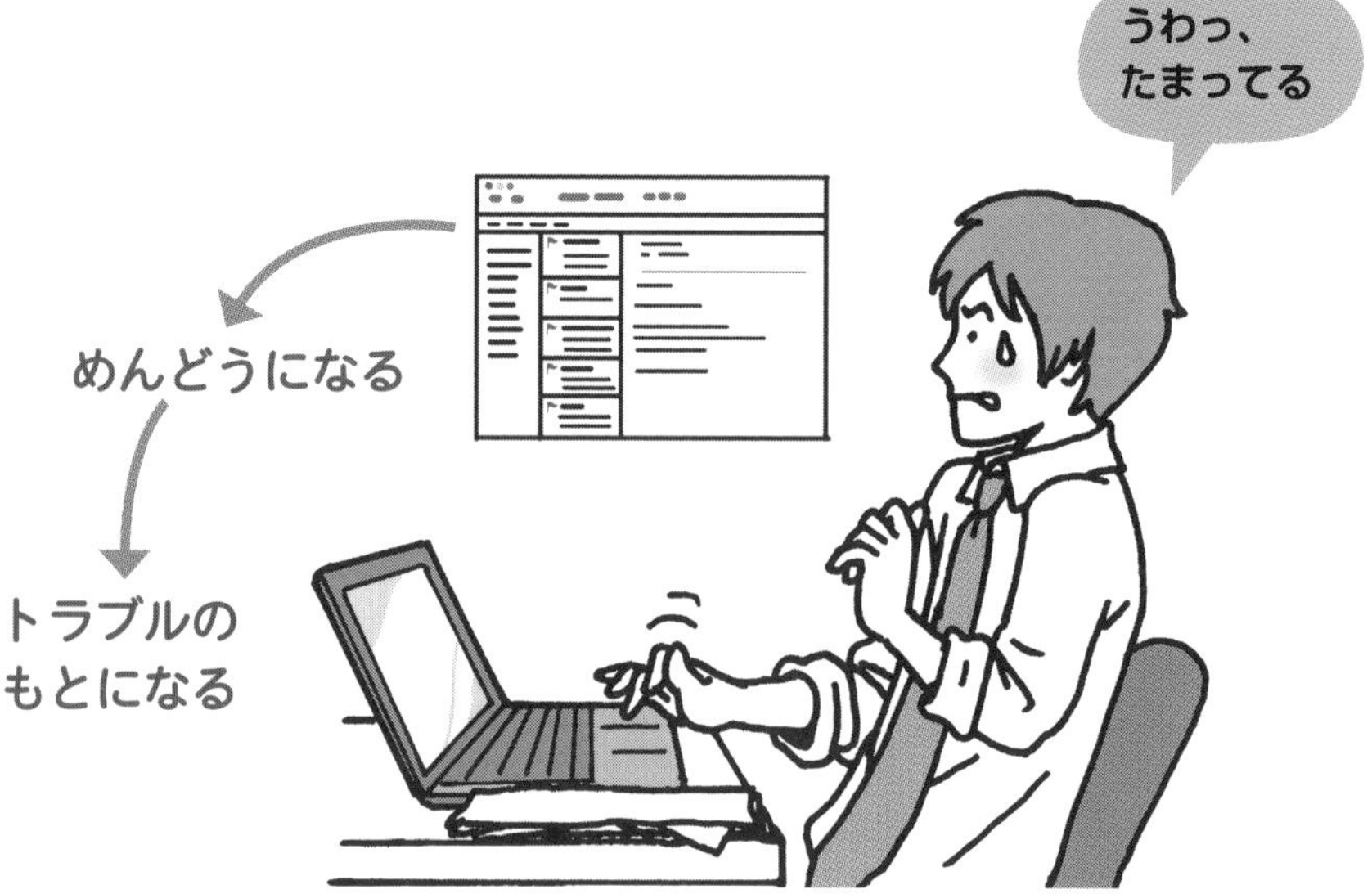
うわっ、たまってる
めんどうになる
トラブルのもとになる

とりあえずマークをつけておいた連絡がたまり、どれから返信していいかわからない

対外連絡は放置しない

メールや手紙で連絡があったとき、「よく考えてから返事をするつもりだった」という事情は、黙っていては伝わりません。返事がないのは連絡が届いていないのかと相手を心配させたり、「ＮＯの意味か」と判断されたりします。

返事に悩むなら、連絡を受け取ったことと、改めて連絡することを返信しておきましょう。仕事の場でメールでの連絡が多いなら、定型文をつくっておけば、すぐに返信できます。

学校への連絡などの手紙は、締め切りがあるはずなので、守りましょう（→Ｐ74）。

「見た」の返信を

「メールが届いています。見ました」と返信するために、定型文をつくっておきます。相手によって少し変える必要があるかを見直して、すぐに返信します。改めて返信する時期の見込みも伝えましょう。

例1（一般的な定型文）

○○株式会社　◎◎部
△△様

お世話になっております。
メールを拝見いたしました。
この件につきましては、社内で確認のうえ、改めてご連絡させていただきます。
確認のために、少々お時間をいただけますでしょうか。
可能であれば1週間ほど、ご猶予いただけますと幸甚です。
何卒、よろしくお願いいたします。

□□会社　△△

例2（最低限これだけでも）

○○様

お世話になっております。
メールを受け取りました。
確認のうえ、後ほど、改めてご連絡させていただきます。
よろしくお願いいたします。

△△

スケジュールに入れる

きちんと返信することを、TO DOリストかスケジュールに入れておく。忘れずに返信しよう

メールを受け取ったら、返信しておかないと、相手の信頼をそこねる。先延ばしにするほど、返信しづらくなるので、すぐになんらかの返信を！

見落とし注意

そもそも大事なメールを見落としたら大変です。パソコンやスマホ上では、大事なメールを目立たせる設定にしておいてもいいでしょう。

例えばGmailでは、受信したメールを自動で振り分け、ラベルをつけて安全に保存するといったこともできます。

こうした便利な機能を利用して、見落としを防ぎましょう。

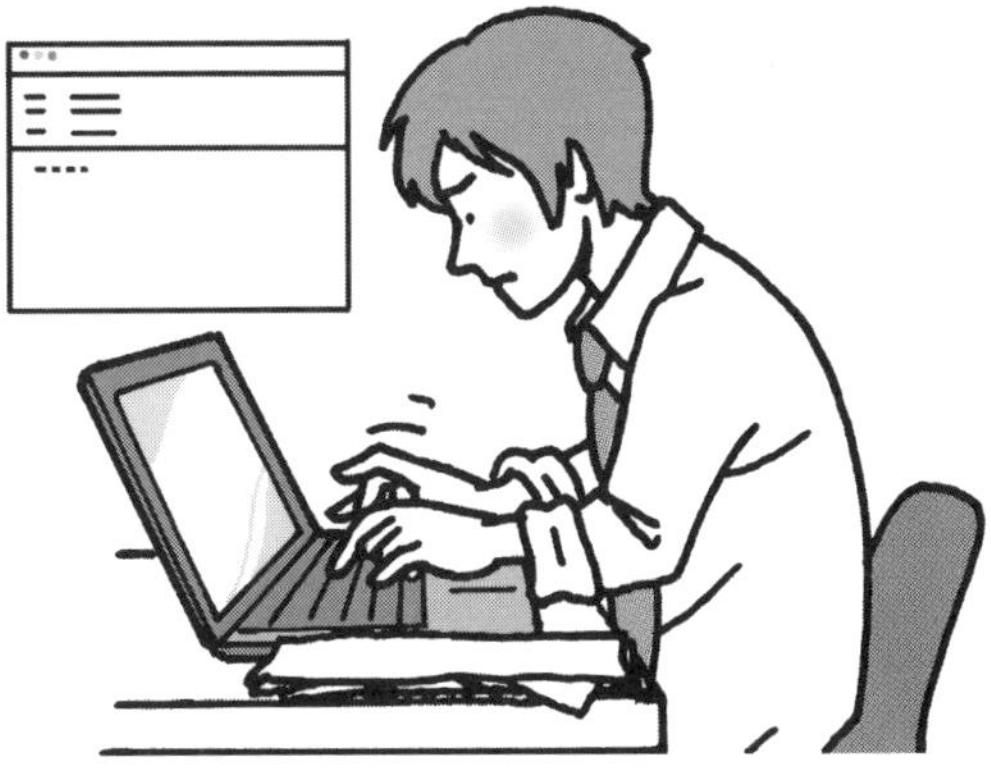

処理が必要な書類は手から離さない

事務処理は、子どもの学校へ出す書類など、職場だけでなく家庭にもあります。締め切りまで余裕があっても、すぐに処理しましょう。「まだ大丈夫」という考えは危険です。

処理のしかた

郵便物の処理や振り込みなどの単純作業は、ＡＤＨＤの人にとって苦手なことの筆頭かもしれません。でも、だからこそ、すぐに処理して楽になりましょう。

1 仕分け

棚の一角、テーブルのすみなど、
書類を整理する場所を決める

処理する　保管する　捨てる

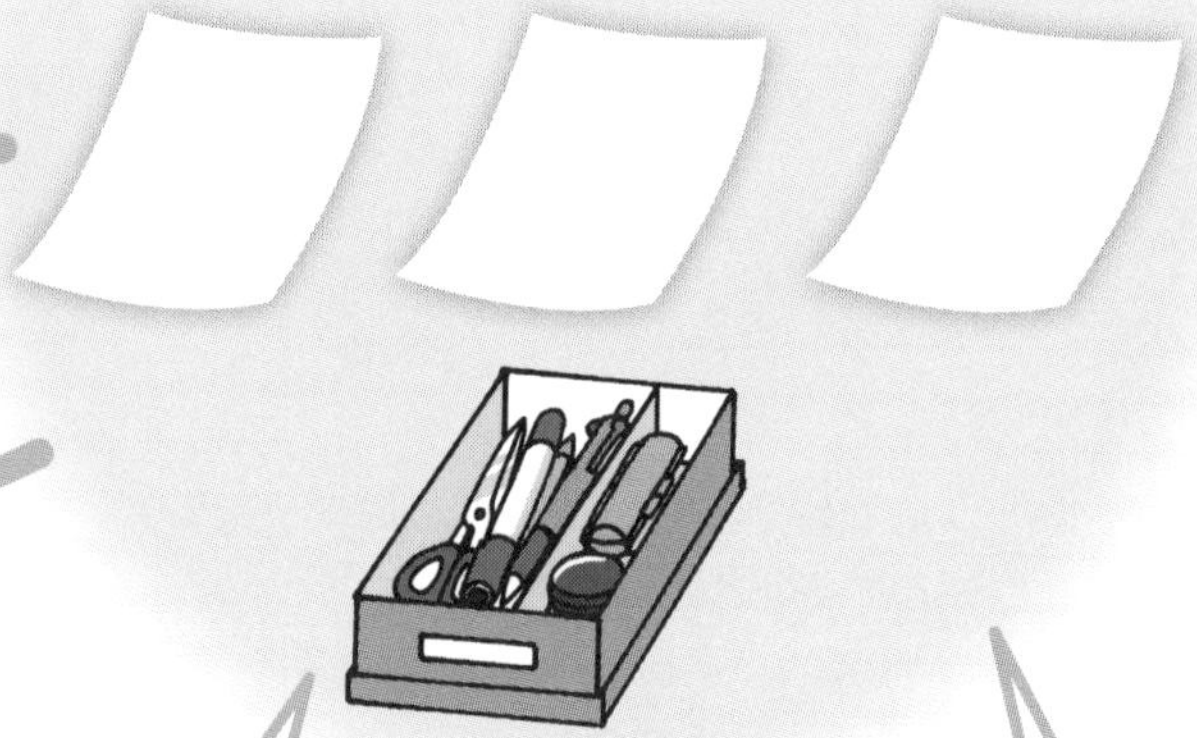

道具をそろえておく

すぐに処理できるように、筆記用具やハンコをまとめておく。ほとんどの書類の処理は、これでＯＫ

ルールを決めておく

- 振り込みがすんだ書類は６ヵ月間とっておく、などのルールを決めておく
- 保管箱や引き出しを決めて（定位置）、そこに入れておく
- ときどきチェックして、不要になったものを捨てる

「いつでもいい」なら「今でもいい」ということ

お金の振り込み、出欠の返事などは、書類を受け取ったらすぐに処理しましょう。病院の予約なども、すぐに電話をします。

「後で」と思うと忘れたり、失敗を招いたりします。いつでもいいなら今やってしまいましょう。そのほうが、ずっと楽になります。

手から離さない
ＯＨＩＯ方式で

Ｏ《オ》Ｈ《ハ》Ｉ《イ》Ｏ《オ》とは Only Handle It Once の頭文字で、一度だけ触るという意味。用紙を受け取ったら（1回目）、いったん置いて、また処理するために取り上げる（2回目以降）のはやめようということ。ＡＤＨＤの人は、用紙を無意識に置いて紛失しかねない。受け取ったら手から離さずに、処理してしまおう

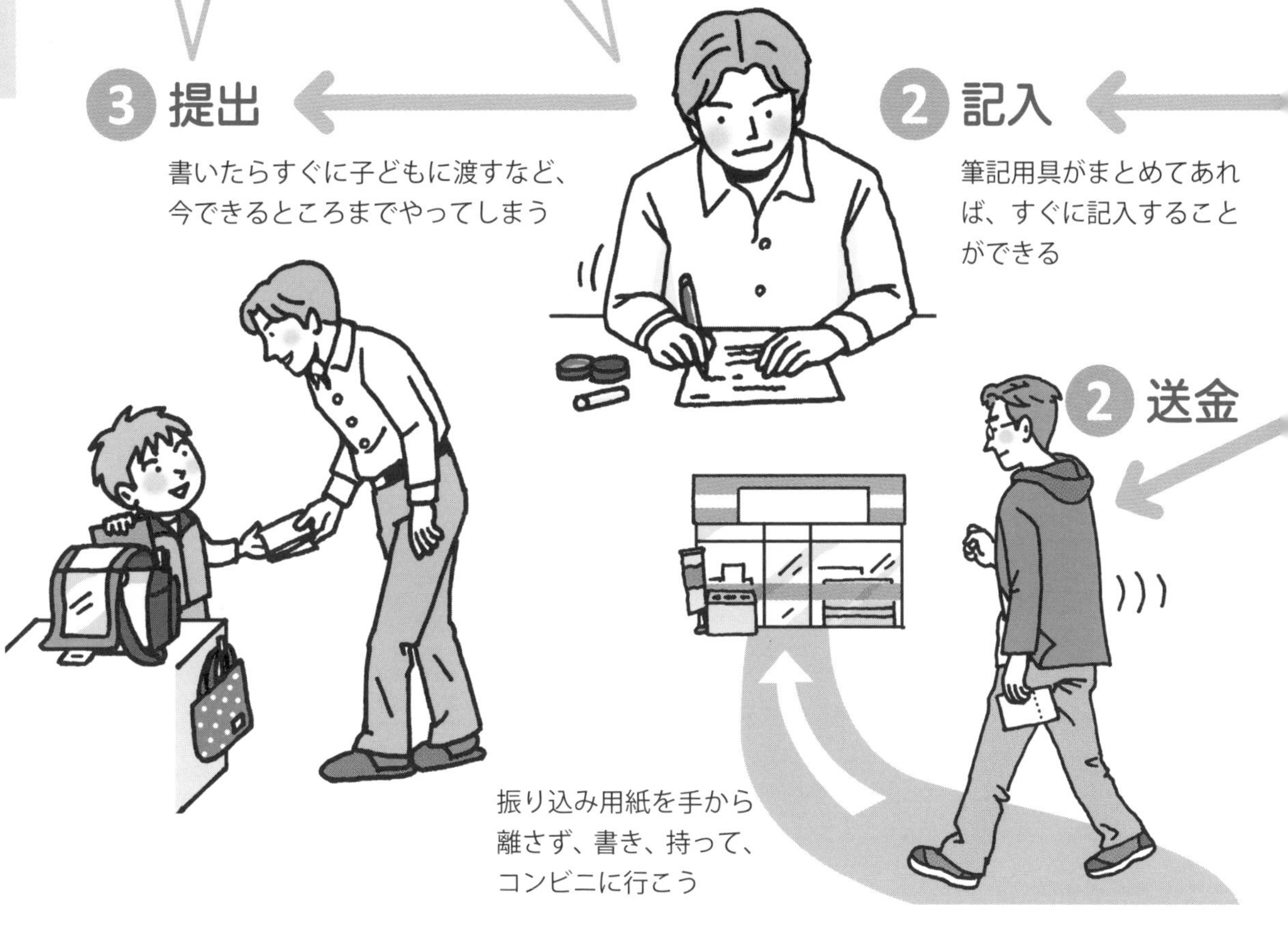

3 提出
書いたらすぐに子どもに渡すなど、今できるところまでやってしまう
2 記入
筆記用具がまとめてあれば、すぐに記入することができる
2 送金
振り込み用紙を手から離さず、書き、持って、コンビニに行こう

できることは前の夜にやっておく

「あれがない」「これをやってない」とあわてることが多いＡＤＨＤの人。とくに朝は大変。前日の夜ならいくらでも対処できたのに、当日の朝では、とても無理だったり、大きな負担になったりします。

翌日のことを前の夜に整理

家庭では、毎日やること以外にも多くの用事が発生します。当日やるのと前日の夜やるのとでは、大きな差があります。前日の夜なら、例えばなにか足りないものがあってもコンビニなどに買いに行けます。朝それを買いに行くとなると、同じ作業でも大きな負担になります。

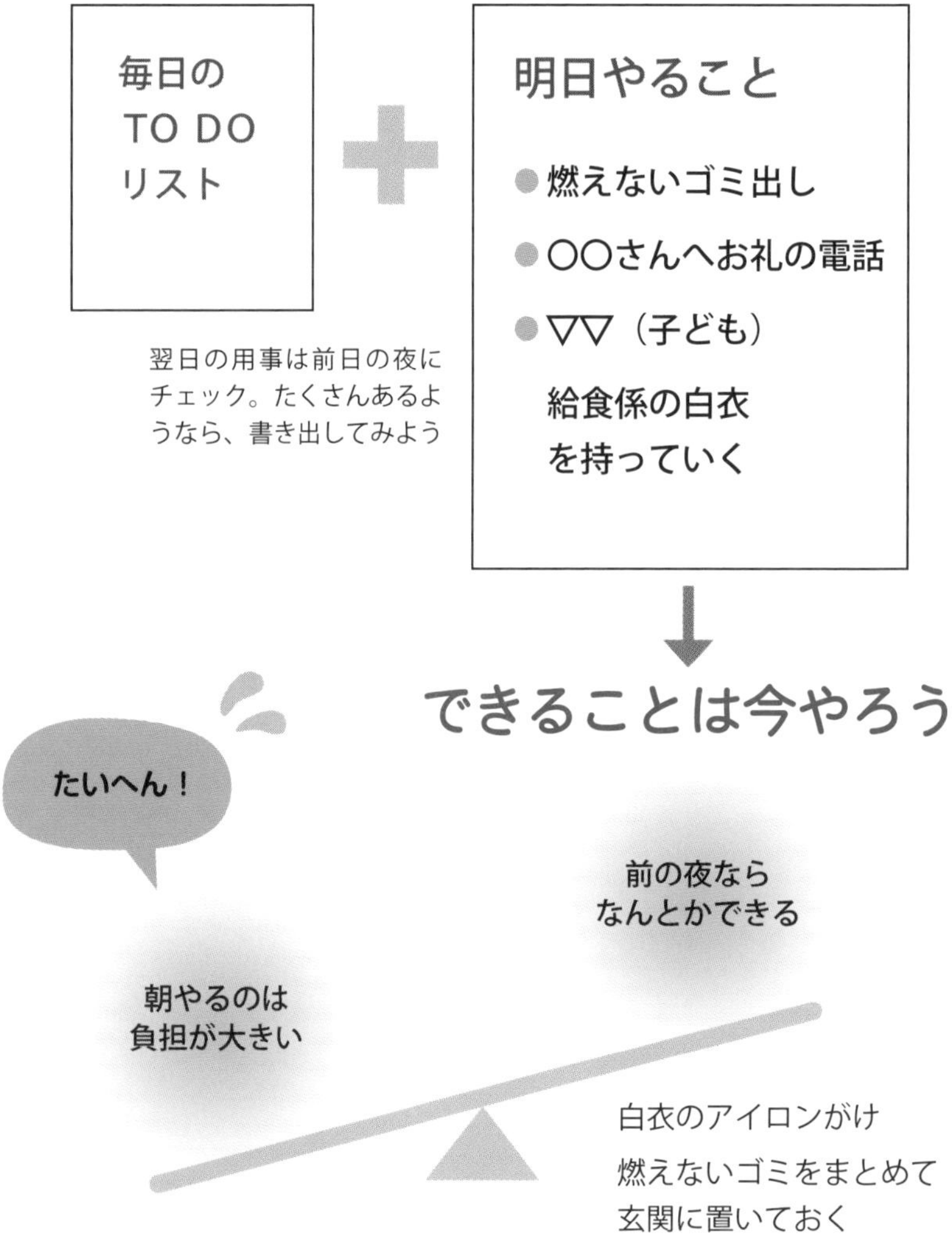
毎日の
TO DO
リスト
明日やること
燃えないゴミ出し
○○さんへお礼の電話
▽▽（子ども）
給食係の白衣
を持っていく
できることは今やろう
たいへん！
朝やるのは
負担が大きい
前の夜なら
なんとかできる
白衣のアイロンがけ
燃えないゴミをまとめて
玄関に置いておく

翌日の用事は前日の夜にチェック。たくさんあるようなら、書き出してみよう

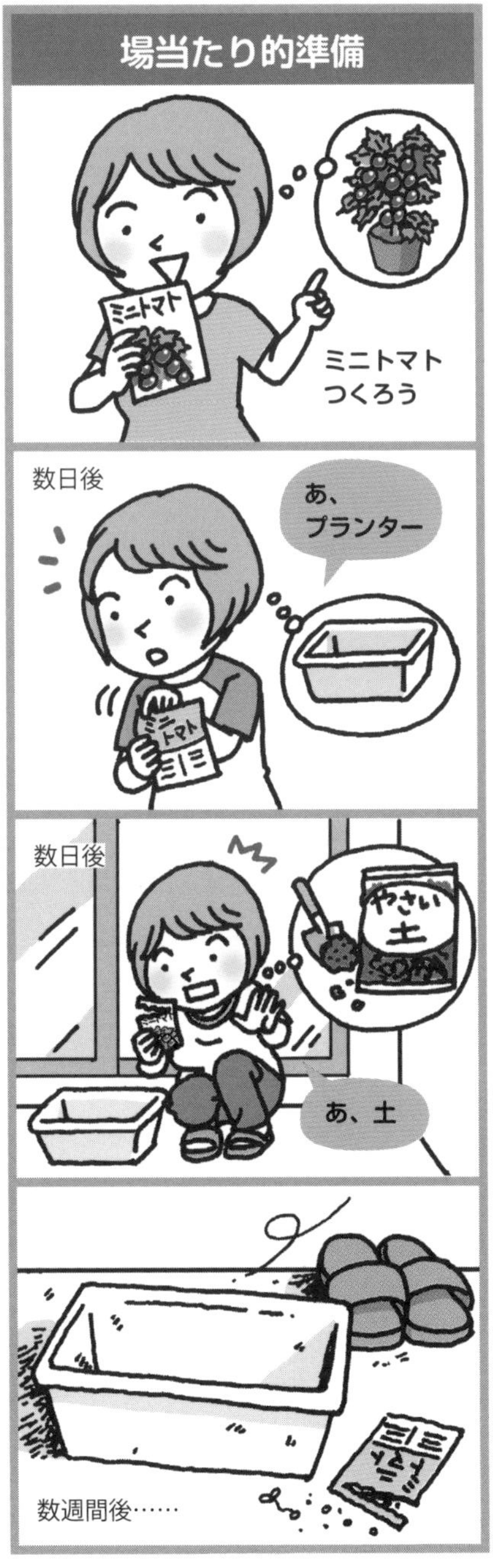
場当たり的準備
ミニトマト
ミニトマト
つくろう
数日後
あ、
プランター
ミニトマト
数日後
やさい
土
あ、土
数週間後……

準備不足が行動をとめる

やるべきことができないのは、準備不足も原因のひとつです。なにかの作業を始める前に、内容やスケジュールを見て、できることは準備しておきましょう。

職場への持ち物、子どもに渡すもの、特別な買い物などはありませんか。日々の暮らしでは、その日その日で、やるべき用事が出てきます。毎晩、翌日の予定を整理して、準備をしておきましょう。

献立を決めておく

毎日の献立が悩みの種というＡＤＨＤの人は多いようです。２週間ぶんの献立を決めてしまいましょう。あまり細かくせず、大まかに決めます。

月	めん類
火	いためもの
水	どんぶり
木	惣菜を買う
金	スープかシチュー
土	魚の料理
日	カレー

多少の変更はＯＫ。決めてあったら、とりかかりやすい

睡眠や食事のリズムをくずさないように

ＡＤＨＤの人は、睡眠や食事がおろそかになりがちです。しかし、睡眠や食事をきちんととることは大切です。体調を管理して、いつでもスタンバイＯＫの状態にしておきましょう。

食事

食事のことを考えるのがめんどうで、好きなものばかり食べるようになってしまいます。偏食のある人も多く、充分な栄養がとれないこともあります。

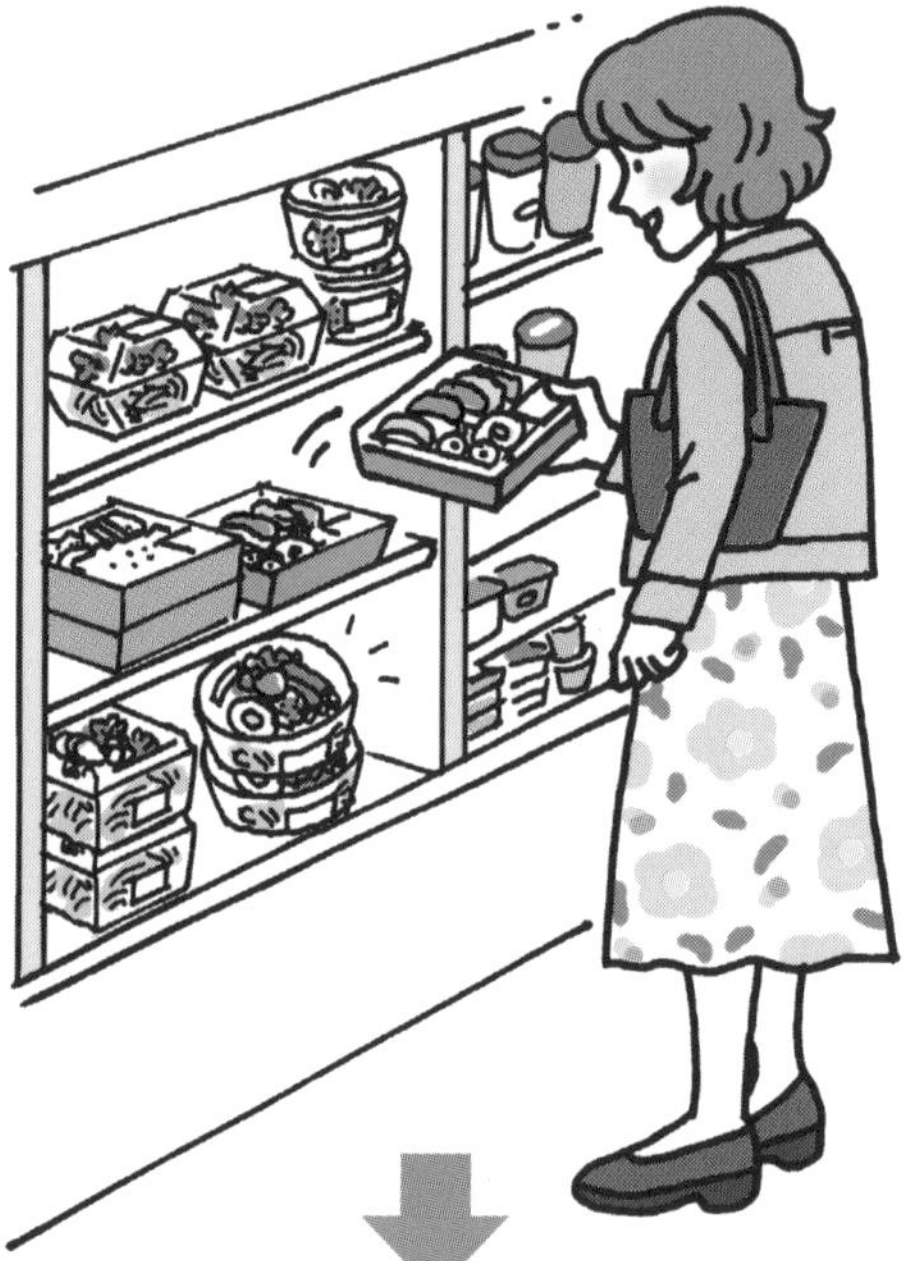

すぐに食べられるから、すしのパックを買う

買えるものは買ってすませよう

すしパックを買うなら、栄養のバランスを考えて、となりのサラダも買おう。買えるものは買ってすませても OK

ハードルを上げない

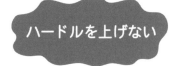

帰宅してから、みそ汁をつくり、煮物をつくり……と完璧をめざすのは、自分への過度な負担になる

体調をくずすと動けなくなる

ＡＤＨＤの人は食事がおろそかになりがちです。食べることがめんどうで簡単にすませたり、好きなものばかり食べたりして、栄養が不足していることもあります。睡眠も不足しがちです。時間が足りず、睡眠時間を削って徹夜で締め切りに間に合わせようとします。特にスマホが危険です。ゲームに熱中して、気づくと深夜ということも。

ＡＤＨＤの人は疲れやすいこともあります。そのうえ、食事や睡眠が充分でないと、体調をくずして動けなくなります。

睡眠は、休日にはとりかえせない

平日に不足した睡眠時間を休日に一気にとりかえそう、あるいは「寝だめ」をしておこうという人がいます。しかし、人間の体はそんなに都合よくできていません。

休日に寝過ぎると、体内時計がずれて、夜型になるなど生活リズムがくずれます。せっかく休んだのに、翌週は体のだるさや眠気が強くなってしまうでしょう。

起床時刻を3時間遅らせた生活を2日間続けると体内時計が45分遅れる
（高校生の実験。厚生労働省健康局／平成26年3月）

睡眠

ペース配分を間違えて、睡眠時間を削りがちです。睡眠不足では翌日の活動のクオリティが下がるし、ミスも増えます。ＡＤＨＤの人たちが苦手なことが、いっそうできなくなります。

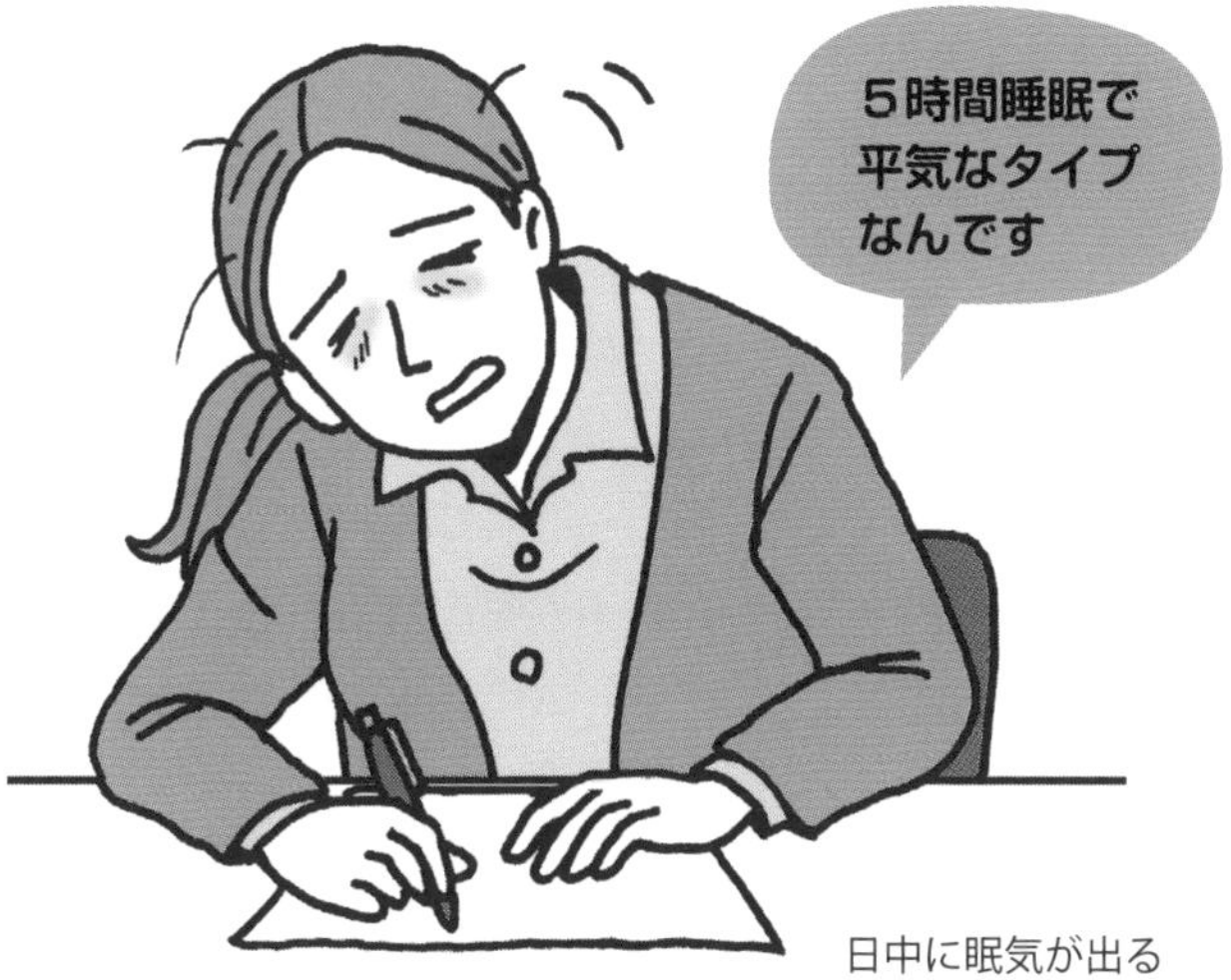

日中に眠気が出る

充分な睡眠時間をとろう

睡眠中は脳を休める時間。ＡＤＨＤの人は、定型発達の人より睡眠時間が必要なほどで、多くの人が睡眠不足。少なくとも７時間は睡眠時間をとろう

ちゃんと寝よう

床に入ったら寝つけるように、寝る１時間ほど前には、テレビ、スマホなどはやめてリラックス

小さな作業にすれば、とりかかりやすい

「片づけが苦手」というのはADHDの人共通の大きな悩みのようです。作業を細分化するとよいと先述しました（↓P58）が、それだけでは改善しないという人も。ほかの方法もあわせてみましょう。

「ほどほど」をめざす

まず、やる気をもりあげます。「片づけるべき」という考えを「片づけたい」気持ちに変えましょう。片づけるといいことをイメージして、「片づけたい」と口に出します。

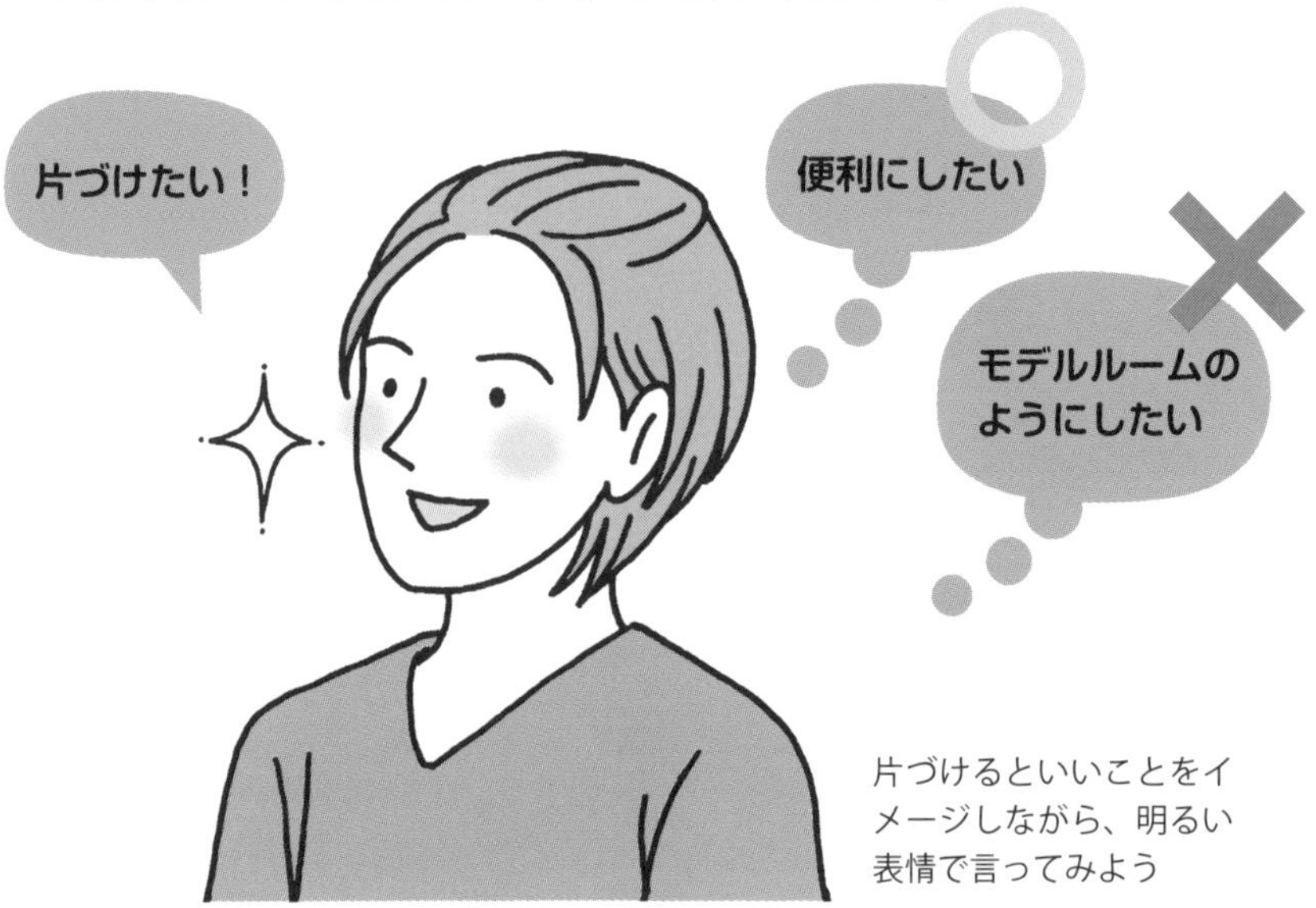
片づけたい！
便利にしたい
モデルルームのようにしたい

片づけるといいことをイメージしながら、明るい表情で言ってみよう

「すてきに」「美しく」をめざさない

流行の「見せる収納」や、おしゃれなグッズを部屋のあちこちに置くなど、ハードルを高くするのはやめよう。管理しきれなくなって、散らかるもと

「ほどほど」でいい

自分や家族が使いやすい部屋にしよう。美しさ、すてきさはほどほどでいい。75点をめざそう

ハードルを下げれば スイッチが入りやすい

「片づけなくちゃ」と考えるとき、モデルルームのような部屋を頭に思い描いていないでしょうか。それが「めんどう」のもと。目標のハードルを下げましょう。

めざすのは、美しい部屋ではなく機能的な部屋です。見た目に散らかっていなければOK。ものがパッと取り出せるなど、使いやすい部屋であることが重要です。

まず、「片づけたい」と口に出して、やる気をもりあげます。

片づけ作業は小さく簡単にします。一気に部屋全体を片づけようとしないで、棚の一段だけ、あるいはペットボトルだけなどと、ターゲットをしぼります。

ごほうびを用意して、短時間集中でとりかかります。

そこまでできたら、「できた！」と、自分をほめましょう。

簡単な作業に

めんどうな気持ちにならないよう、簡単な作業にします。片づけ１回分の時間も短く、やることも少なくします。ときどきやって、達成感を何度も味わいましょう。

1 アイテムかエリアをひとつだけ

もっとも問題になりそうなものや、目立つものから片づける。食べ物や飲み物関連から始めるのがおすすめ

- 食べかけのお菓子
- テーブルの上

時間を決めて集中して片づける

2 ものを減らす

片づけるときには、ものを減らすようにする。ＡＤＨＤの人は、ものが多すぎるのも、片づけられない原因になっている

- 捨てる
- 売る

とっておくものは定位置を決めて置く

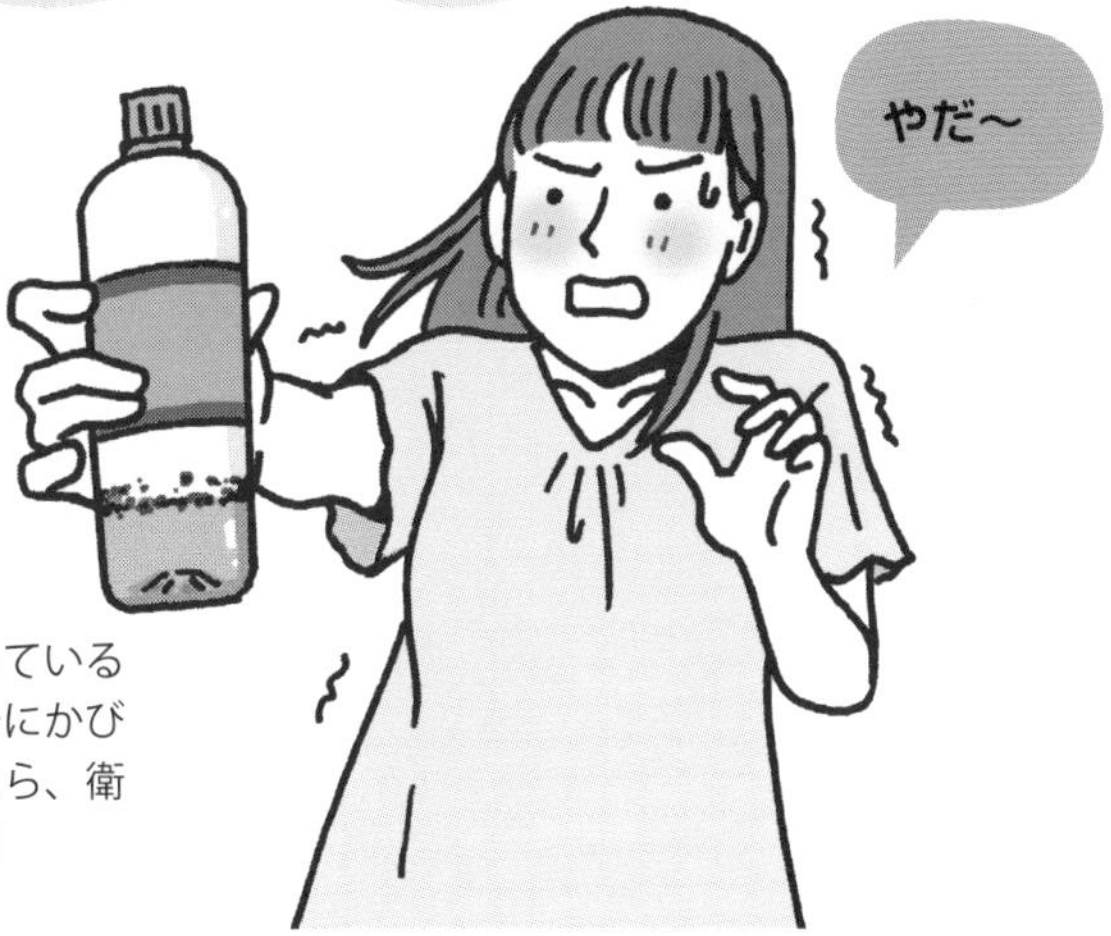

飲み物が残っているペットボトルにかびがはえていたら、衛生的にも問題

片づけについて詳しく知りたい方は『「大人のＡＤＨＤ」の片づけ力』（司馬理英子監修／講談社健康ライブラリースペシャル）をご覧ください。

ＡＤＨＤの薬でやる気が変えられる？

発達障害のうち、ＡＤＨＤには薬物療法があります。やる気マネジメントのひとつとして、薬を飲むことは有効なのでしょうか。薬の種類、作用や副作用について、知っておきましょう。

ＡＤＨＤの特性を軽減する

ＡＤＨＤの治療薬には、脳の前頭前野の血流量を増やして、ドーパミンなどの神経伝達物質がしっかり働けるようにする作用があります。

注意力アップや多動性、衝動性の抑制などが期待できます。めんどうくささを減らし、行動しやすくする作用もみられます。ただ、「先延ばしグセにはこれ」といったような薬はありません。

まずは心理社会的治療を

ＡＤＨＤの場合、薬は長く飲むことになります。一週間飲めばよ

知っておきたいこと

ＡＤＨＤの薬物療法は、症状を軽減するための、対症療法です。特に女性は、薬を飲むかどうか、慎重に考えましょう。

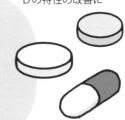

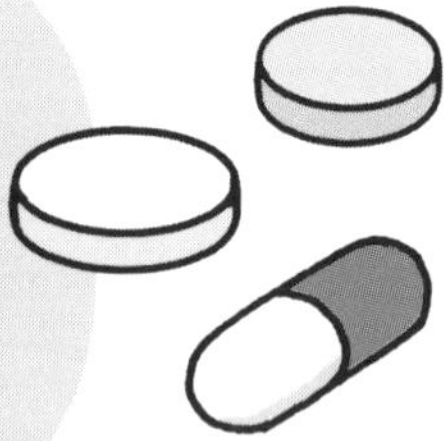
不注意、衝動性、多動性といったＡＤＨＤの特性の改善に

妊娠、出産に影響

妊娠中、授乳中の人には使えないか、使わないほうがいいとされる薬もある。また、月経の前後に薬の効き方に影響が出ることもある

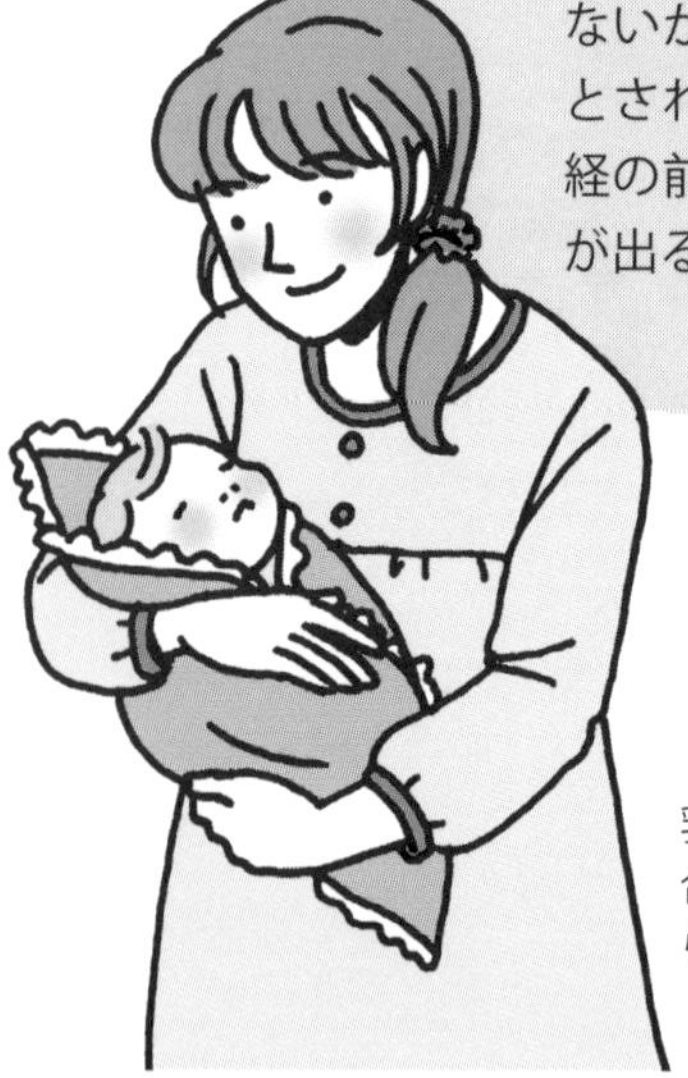
乳幼児がいる場合、薬を飲むなら授乳はやめる

根本治療ではない

症状を軽減させるもの。飲めばＡＤＨＤが治るというわけではない。リスクとベネフィットをよく考える

くなるというような薬ではないのです。副作用もあります。ですから、薬物療法を始めるかどうかは、慎重に考慮します。

　薬物療法を始める前に、生活上の工夫や自分なりのやる気マネジメントに、まず取り組みましょう。こうした心理社会的治療が、改善への第一歩だといえるでしょう。なにもしなくて薬さえ飲めばいいということはありません。環境調整や日常生活の見直しができれば、薬を飲まなくても、ずいぶん過ごしやすくなるでしょう。

ＡＤＨＤの薬

　大人のＡＤＨＤには３種類の薬があります。同じような作用をもつ薬でも、人によって「合う・合わない」があります。また、合わせて飲んではいけない薬などがあるので、主治医に確認しましょう。

コンサータ
（メチルフェニデート）

- 飲んでから約 12 時間効果が続くので、朝１回飲むことが多い
- 依存性は少ないとされるが、登録した医師と薬局のみ取り扱う

副作用……食欲減退、動悸、体重減少、不眠、頭痛など

ストラテラ
（アトモキセチン）

- 効果が感じられるまでに数週間かかることもある
- 朝晩２回服用。１日を通して効果がある

副作用……食欲減退、眠気、口の渇き、頭痛など

インチュニブ
（グアンファシン）

- 血圧を下げる作用がある
- 最近、大人のＡＤＨＤに使えるようになった

副作用……めまい、ふらつき、動悸、眠気など

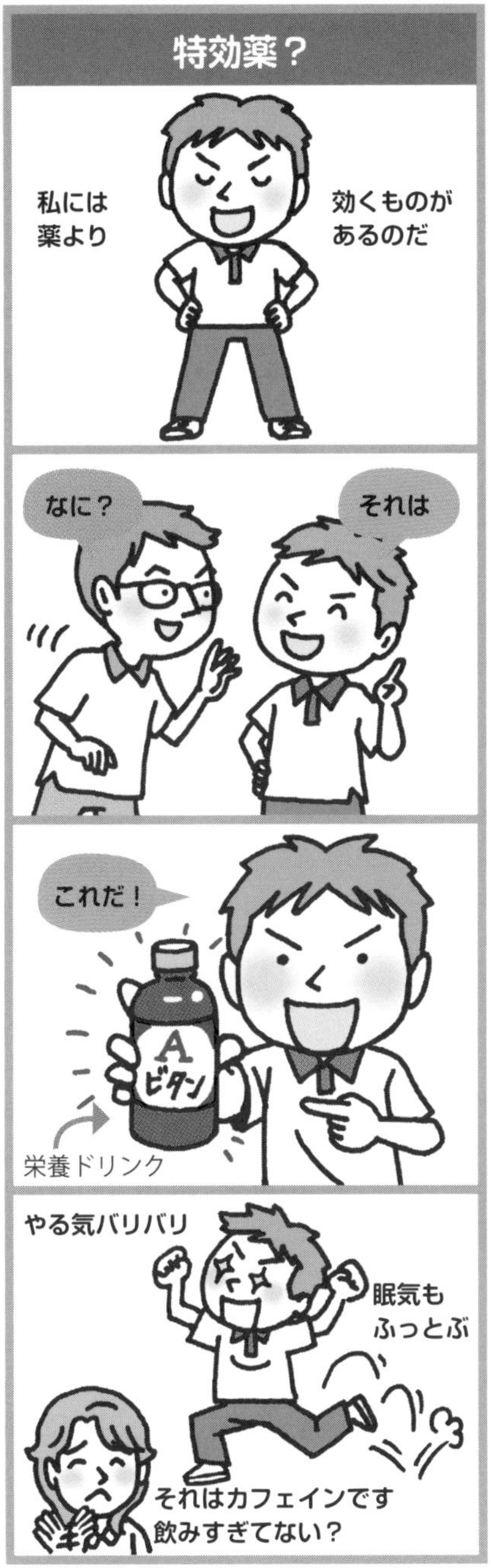

特効薬？
私には薬より
効くものがあるのだ
なに？
それは
これだ！
A
ビタン
栄養ドリンク
やる気バリバリ
眠気もふっとぶ
それはカフェインです
飲みすぎてない？

できないことを理解してカバーする

家事はマルチタスクで、しかも待ったなし。ＡＤＨＤの人は日々混乱のなかにいます。家族にＡＤＨＤの人がいる場合、そのことを理解し、できないことがあれば責めるのではなく協力しましょう。

家事の大変さをまず理解する

やるべきことをやっていないと、ついその人を責めてしまいます。しかし、ＡＤＨＤの人は、やらないのではなく、できないのです。それがＡＤＨＤの特性によるものだと理解しないと、毎日家庭にケンカが絶えないことに。

家事はやることが多く、同時に進めないといけないし、平日は充分な時間もありません。ＡＤＨＤの人にとっては、たいへんな作業なのです。本人の努力を認め、できることは協力しましょう。

気持ちのサポートを

ＡＤＨＤの人は、やるべきことをやれていないとわかっていて、罪悪感にさいなまれていることもあります。責める言葉より、感謝や励ましの言葉が欲しいのです。

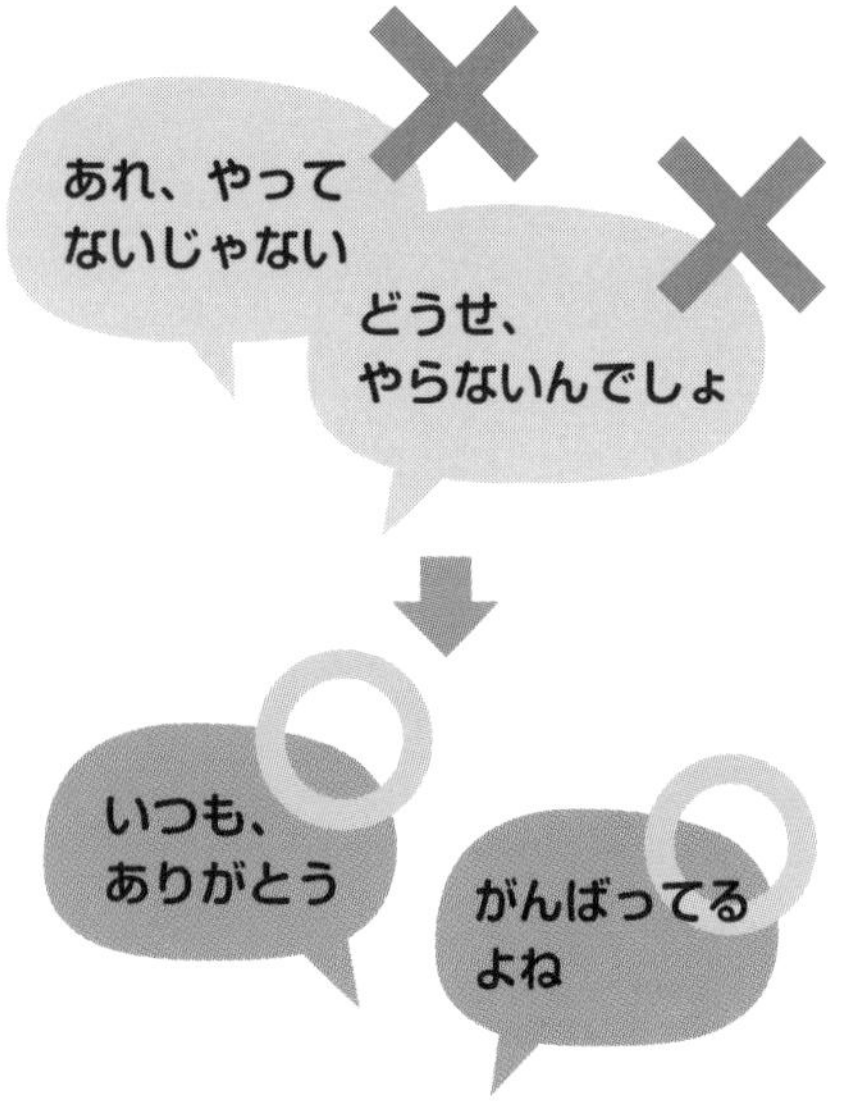
あれ、やってないじゃない
どうせ、やらないんでしょ
いつも、ありがとう
がんばってるよね

その一言で、温かい関係になる

家事の省力化を考えよう

理想を求めてがんばり、挫折感を味わうのはもうやめましょう。家事は省力化できます。

例えば、料理は毎食完璧につくらなくてもお惣菜を買って、具の多いみそ汁をつくるなどの「中食」でいいのです。家族仲良く食事をすることのほうが大切です。

食事の後片づけも省力化。食洗機を使えば食器洗いは楽になります。忙しいときは使い捨ての紙皿や紙コップでいいとしましょう。

そうじや片づけは、いざとなればプロに頼むこともできます。

子育て期は、そうじや片づけより子ども優先です。

協力できること

ＡＤＨＤの人がいる場合、家族の協力が大切です。分担できることがあったら、なんでもやってみましょう。毎日の買い物など、ＬＩＮＥやメールで連絡しあってもいいでしょう。

洗濯

とりこんだ洗濯物は、各自が片づける。乾燥機つきの全自動洗濯機を買ってもいい

料理

家族の誰かと料理を分担する。それぞれの担当者は、買ってすませるのでもＯＫ。後片づけまでひきうける

そうじ

自分の部屋やコーナーは自分でそうじをするのが基本。居間など家族共用の部屋には個人のものを置かないルールにする

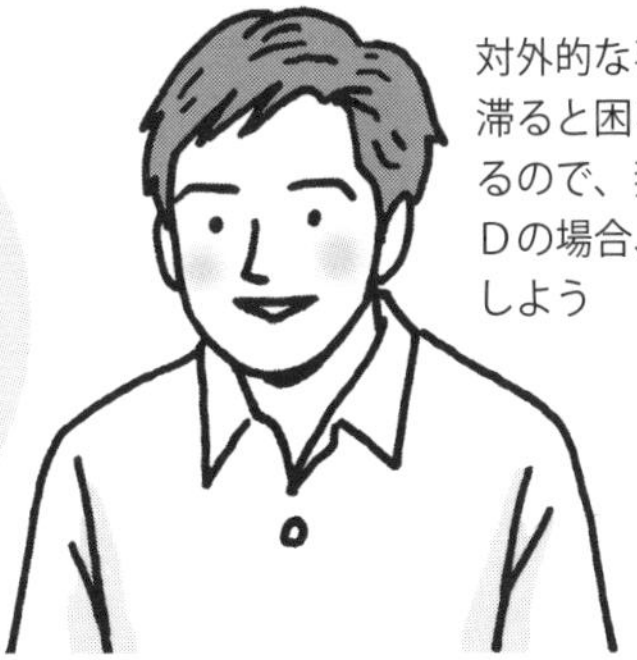

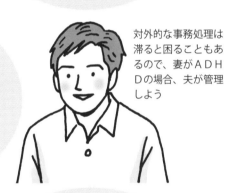

対外的な事務処理は滞ると困ることもあるので、妻がＡＤＨＤの場合、夫が管理しよう

金銭管理

ＡＤＨＤの人のクレジットカードには上限をつけておく。食費、光熱費などの予算を決め、週１回、生活費を渡す

事務処理

頼んだことを処理してくれたかどうか、ＬＩＮＥやメールでこまめに確認。事務処理はＡＤＨＤがない家族が受け持つほうがよい

COLUMN

遅刻を減らすのも、評価アップにつながる

会社に遅刻する 待ち合わせに遅れる

ＡＤＨＤの人は「遅刻が当たり前」になっていないでしょうか。出かける準備にもたもたしたり、準備の時間を読み間違えたりなど理由はさまざまですが、しょっちゅう遅刻しています。

仕事の場合、遅刻がたび重なると、ほかの仕事ができていても、評価が下がってしまいます。

友だちとの待ち合わせでも同じこと。どうせ来ないだろうと、誘われなくなることもあります。

遅刻は目立ちます。遅刻をなくすことが、評価アップにつながります。もちろん、ケアレスミスを減らしたり、失言をなくしたり、締め切りまでに仕事を仕上げるのも大切です。そうした工夫をしながら、遅刻を減らしましょう。

原因

- 時間の読みがあまい
- 出かける支度中にほかのことに気をとられる（テレビなど）
- 出かける支度に迷う（どの服を着ようかなど）
- 出るときに、もの探しや忘れ物
- 初めて行く場所だと道に迷う

対策

- 支度時間は見積もり時間にプラス 15 分
- 朝のTO DOリストをつくる
- 前の夜に準備する
- ものの定位置を決め、使ったら戻す
- 5 分早く家を出る

5

努力に注目して自分をほめる

やる気を行動に移せないのは
心のなかに壁をつくっているから。
自分を認め、応援しましょう。
それも、やる気マネジメントのひとつ。
基本的で大切なことです。

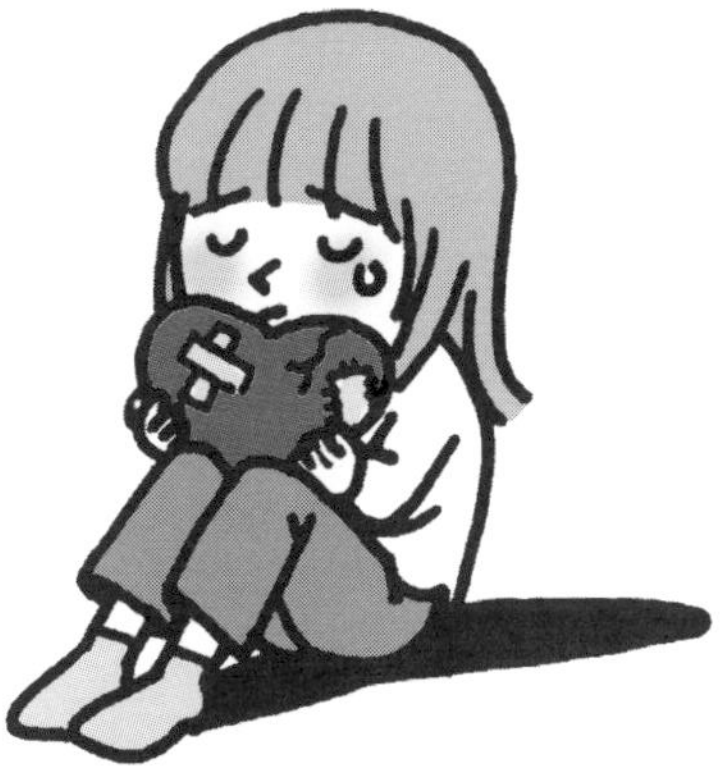

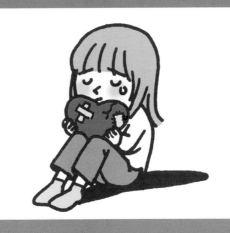

「どうせできない」と自分をブロックしない

「やらなくちゃ」と思っていても、始められないＡＤＨＤの人。ギリギリになって焦ってやり失敗した経験が、なにかを始める前に、「どうせ今度もできないだろう」と足をひっぱっています。

心の壁

ＡＤＨＤの人は、過去の失敗や後悔の気持ちが心に残り、やるべき行動をとめてしまっているようです。

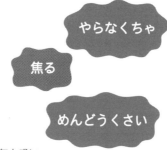

最初から追いつめられた気分になっている

今回も失敗するというあきらめが先に立つ

叱られるかもしれないと不安になる

またダメだろうと最初からあきらめている

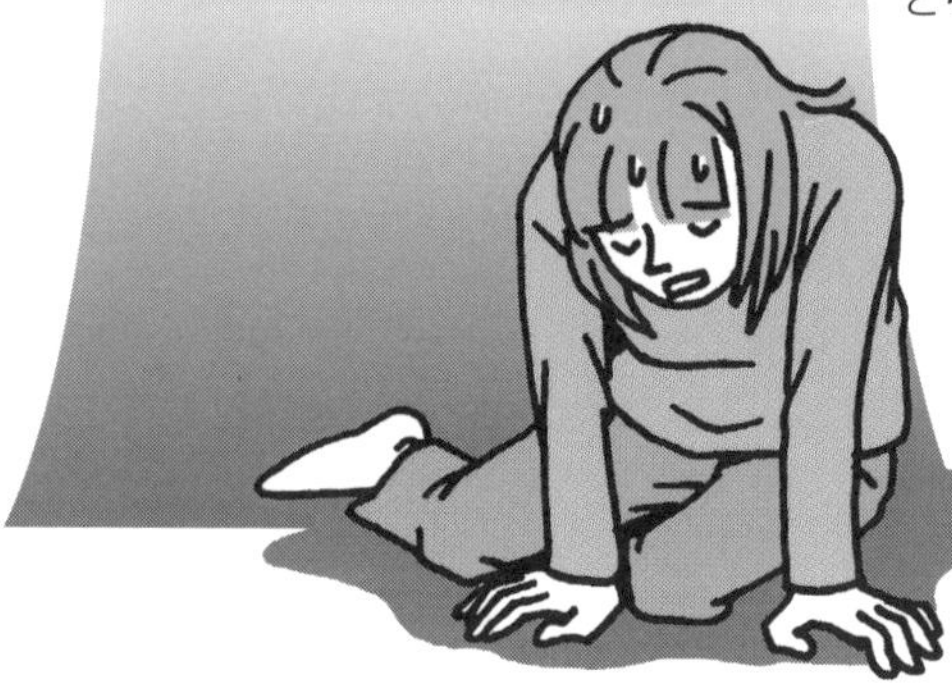

無力感にとらわれている

やらなくちゃ

焦る

めんどうくさい

やらずにすませたい

先延ばししたい

どうせできない

「やるべき」であればあるほど、過去の経験から「できない」と、自分を卑下している

やりはじめられない

しかし、本当にできないのだろうか？　また失敗するのだろうか？

心のなかに壁ができている

締め切りに追われ焦ってやった仕事は不充分なもので、周囲にめいわくをかけ、責任を感じて苦しんだ経験があるでしょう。そのときの気持ちが、なにかを始める前に自分の前にたちふさがり、行動をとめてしまっています。

傷ついてきた心

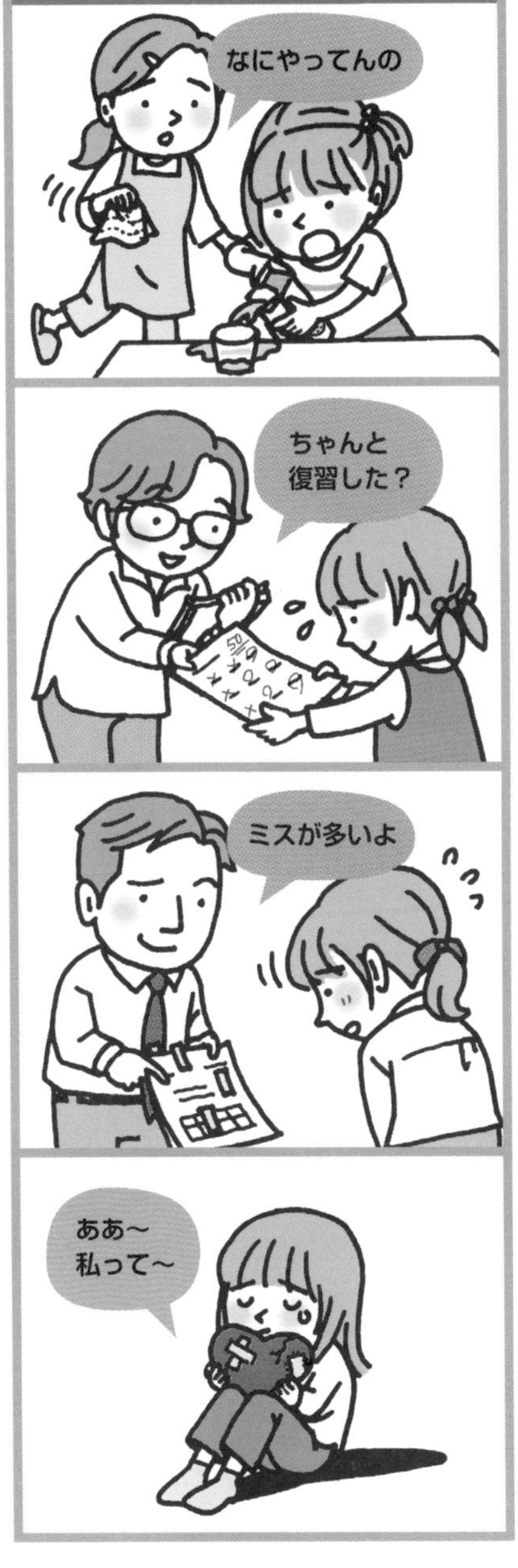
なにやってんの
ちゃんと復習した？
ミスが多いよ
ああ〜私って〜

置き換えよう

心の壁をつくらないように、壁の素材を置き換えましょう。心の壁は、記憶（失敗の経験）と思考（あきらめる気持ち）からできています。素材がなければ壁はできません。

記憶の置き換え

失敗した記憶を思い出しては後悔し、心に定着させるのはやめよう。定着させるのは楽しかった記憶にする。例えば、下記のような記憶に置き換えよう

- **友達とライブに行ったこと**
- **学生時代、試合で勝った思い出**
- **恋人から言われた優しい言葉**

思考の置き換え

マイナス思考はやめよう。ものごとは受け取り方によって、プラスになる。例えば、下記のような思考に置き換えることができる

「もうダメだ」→「休めばできる」
「どうせできない」→「やってみればできるかも」
「不充分だ」→「まぁいいか」

この気持ちは、いわば「心の壁」のようなもの。子どものころから失敗続きで、相手がなにげなく言ったことにも傷つき、そのつらい気持ちが記憶として残り、挫折感が積み重なってしまいました。

心の壁は、のりこえるか、こわすしかない？　そうではなく、壁じたいをつくらないようにするほうがうまくいきます。

がんばっている自分を応援しよう

うまくいかないことが多いけれど、努力していると自分ではわかっているでしょう。「それでいいんだよ」「がんばりすぎなくていいよ」と言ってあげましょう。自分の応援団長は自分です。

友だちだったら？

もし自分のように自己否定して落ち込んでいる友だちがいたら、なんと声をかけますか？　イメージして、その言葉を自分にかけてあげましょう。

きっとあなたは、友だちをなぐさめようとして、温かい言葉をかけるのでは？

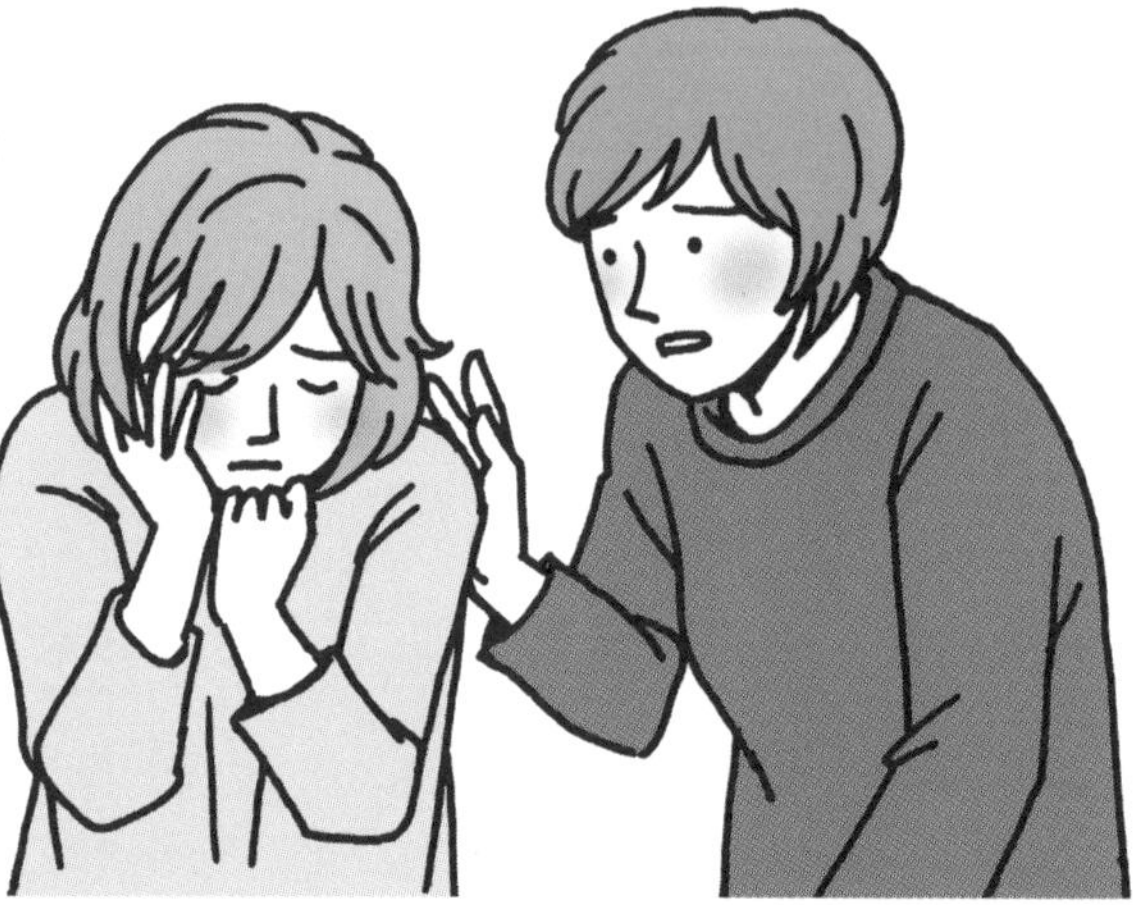

落ち込んでいる

やるべきことをやれなかったことはわかっている。だからこそ自分に絶望して、落ち込んでいる

心の病気になりかねない

失敗や叱責から自己否定感が強くなる。無力感にとらわれるような状態が続くと、うつ病など心の病気になる人もいる

そんなに落ち込まなくてもいいよ

がんばったこと、私は知っているから

引きずらないで。そんな失敗じゃないと思う

大丈夫だよ。今度はできるよ

自分が自分の応援団長

思ったほどにできなかったから、ダメだと思っていませんか。一〇〇点でなくていいのです。自己否定はやめましょう。

「やったね」「よしよし」「それでいい」と自分で自分を応援しましょう。一度に完璧にやろうとせず、小さくてもひとつずつやっていけばいいのです。

小石１個でいい

ＡＤＨＤの人は、やることを大きく、たくさんとらえてしまうクセがあります。小さい１個でいいのです。「巨大な岩でなく、小さな石ころなら、とびこえられるよ」。そういうメッセージを自分に言ってあげましょう。

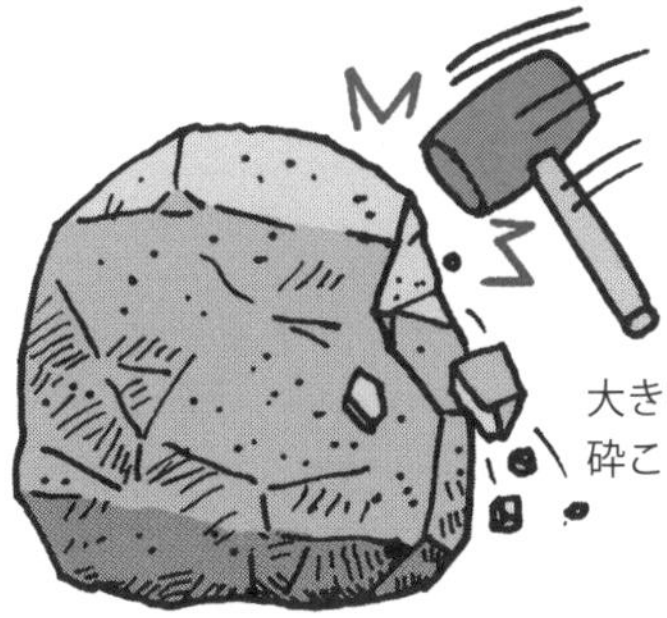

大きな岩は細かく砕こう

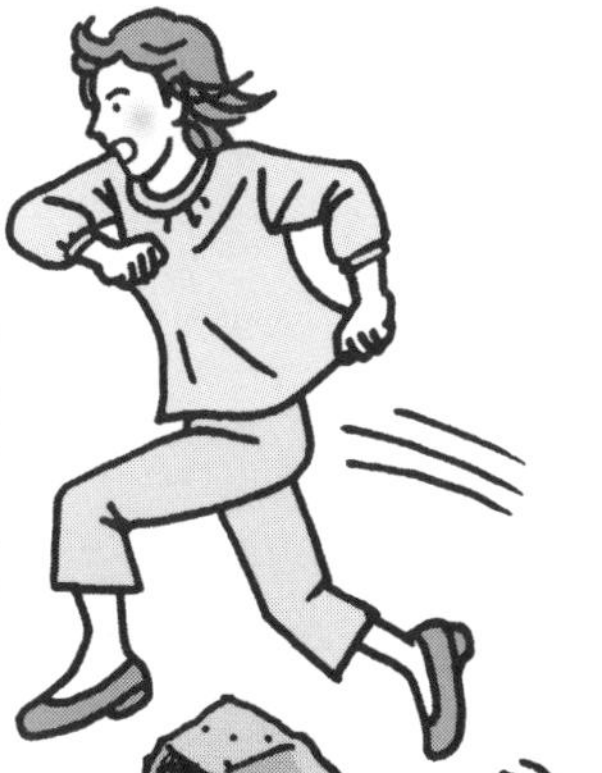

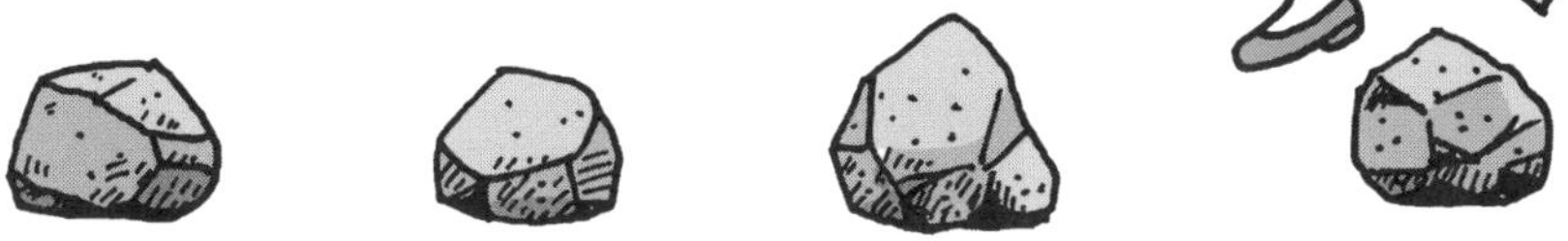

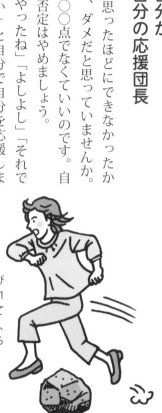

まず１回に１個。それをとびこしたら、また次の１個。１日に何十個もとびこえなくていい。昨日は０だったのが、今日は１個になったのだから

応援しよう

自分を応援しよう。ただし、「がんばれ！」ではなく「きっとできるよ！」で

喜ぼう

やれた、できた、ＯＫと、喜ぼう。そして自分をほめよう。声に出すほうがいい

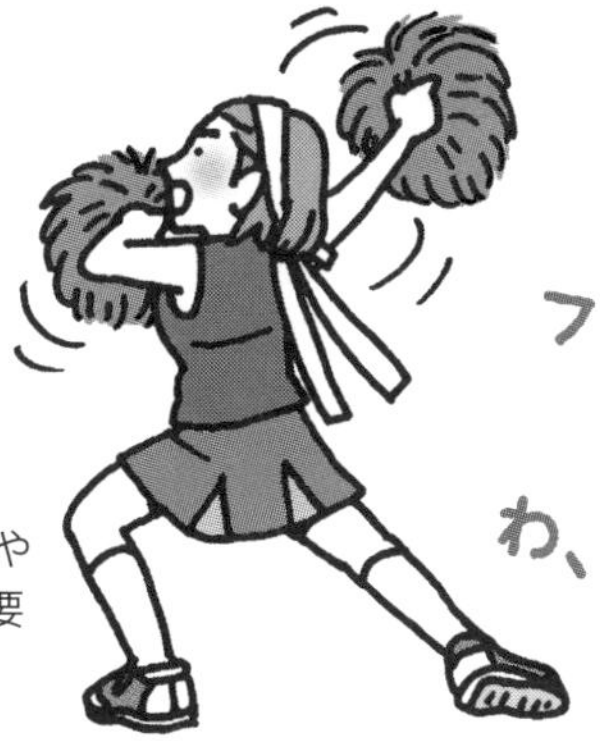

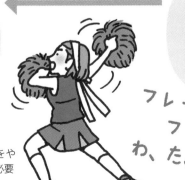

１個の小さなことをやるにも、励ましが必要

悩まずに、自分の人生を生きればいい

「私ってなんてダメなんだろう」と悩んでいる人。自分を責めるのはもうやめましょう。自分の努力を認め、「これは私の特性、この人生を生きる」ということでいいのではないでしょうか。

あなたはどんな人？

ＡＤＨＤの特性は３つあり、どれが強いかは人によって違います。また、もともとの性格や環境の影響もあり、ひと言でＡＤＨＤといっても、個人差は大きいのです。

- 思いついたことをパッと口にしてしまう
- ケアレスミスが多い
- 失言が多い
- ノリがいいといわれる
- たいくつなことはキライ
- 未完のことが多い
- コツコツ、努力は苦手
- いろいろなことを思いつく

Q　好きな仕事をすれば社会に適応できる？

A　ＡＤＨＤがあっても、仕事で活躍している人はたくさんいます。その人たちがみな、好きな仕事についたからとはいえません。

むしろ重要なのは、支えてくれる人がいるということ。職場なら相談できる上司、仕事を助けてくれる同僚など。家庭なら、協力してくれる夫や妻、子ども。友だちも大きな支えになります。

そういう人たちがサポーターとして、ＡＤＨＤの人の苦手なことを助けたり、モチベーションを保つ下支えになったりしています。だからこそ、本人も社会に適応する努力が続けられるのでしょう。

人によってできることは違う

ＡＤＨＤの人は、できない自分がダメだと思い、なんとか「正しい」やり方にしようとします。でもそれは、「ほかの人の」やり方ではないですか。自分に合ったやり方なら、できるはずです。

ＡＤＨＤではない人でも苦手なことはあるし、失敗もします。自分だけがそんなにダメなわけではないのです。今の自分を認めてあげましょう。

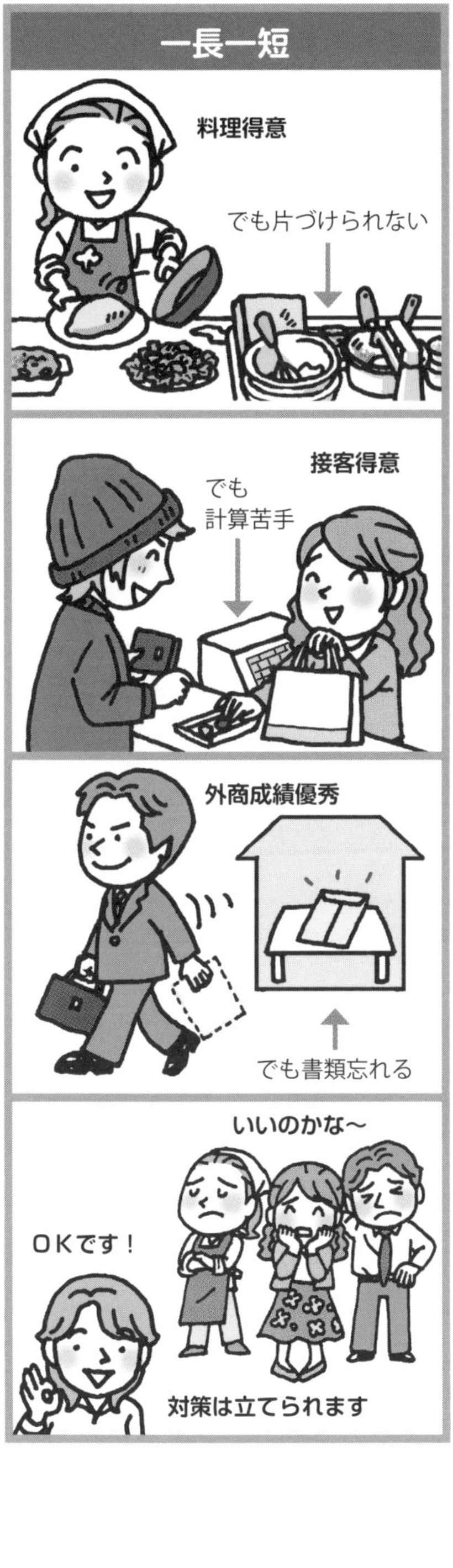
一長一短
料理得意
でも片づけられない
接客得意
でも
計算苦手
外商成績優秀
でも書類忘れる
いいのかな～
ＯＫです！
対策は立てられます

大事なことは

家庭もさまざま。人もさまざま。いろいろな流儀の人がいます。たとえ家の中は散らかっていても、家族みんなが楽しくやっていければ、それが一番ではないでしょうか。

家族が楽しい

できない人を責めない。ちょっとした失敗はみんなで笑ってしまおう。お互いのいいところに注目しよう

本人が楽しい

完璧にやろうとせず、「ほどほど」でいい。努力している自分を認めよう

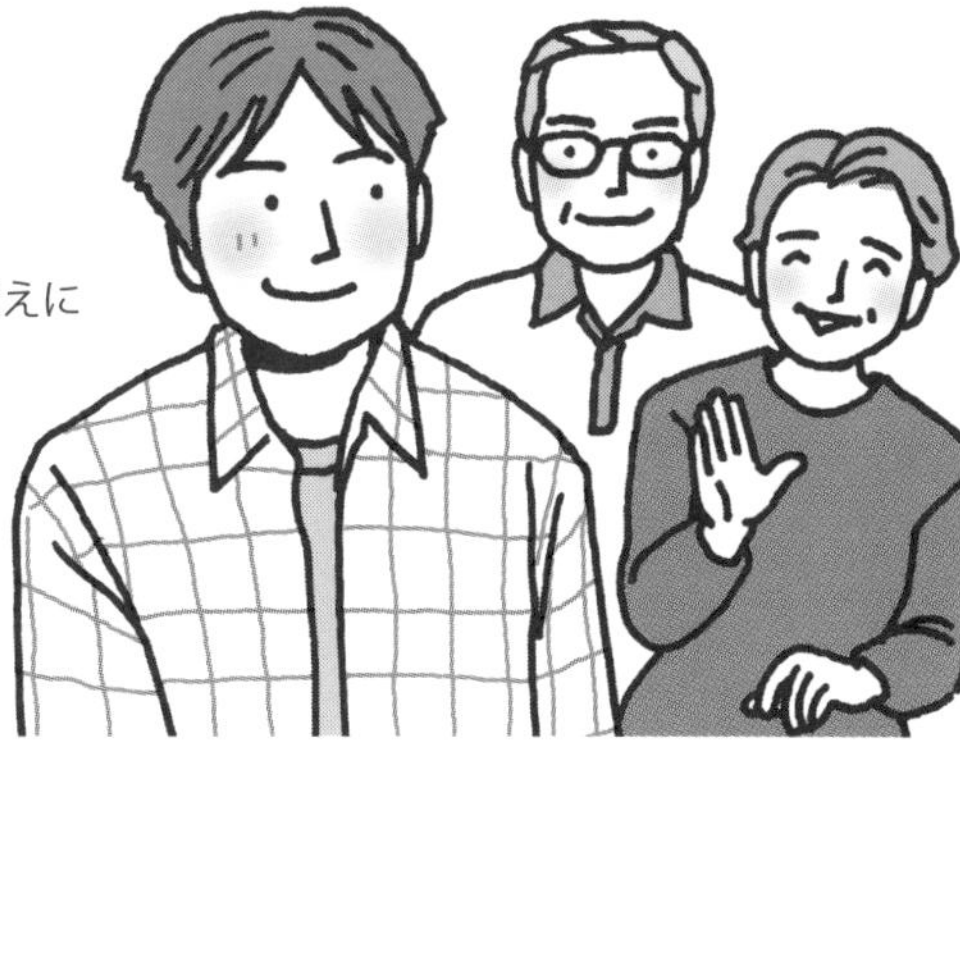

家庭が心の支えになるように

自分の時間をもつ

エネルギーを補給する時間をもとう

ADHDの人にとっては毎日が混乱の連続。一日が終わるとぐったり疲れ、心身ともにエネルギー切れの状態になっています。リラックスしてエネルギーを補給しましょう。

心も体も疲れやすい

ADHDの人は、やりたいことを次々に思いつくうえ、気持ちが移りやすいので、一日中走りまわっています。どれも完了しないまま、疲れきってしまいます。

もともとADHDの人には、自分の体調に気づきにくいという特性があります。倒れるまでがんばるのも、それが一因です。睡眠、食事、休養で体調をととのえていきましょう（→P78）。

心のエネルギーも枯渇することがあります。一日中がんばっているうえ、失敗に落ち込むのは、心を消耗します。エネルギーを補給する時間をもちましょう。

ひとりになる時間を

寝る前などに、ひとりになる時間をとります。狭くてもいいので、ひとりになれるスペースがあると理想的。なければカーテンで仕切るなどして、家族から離れて静かに過ごします。

家族とのだんらんさえ早めに終了させたい日もある

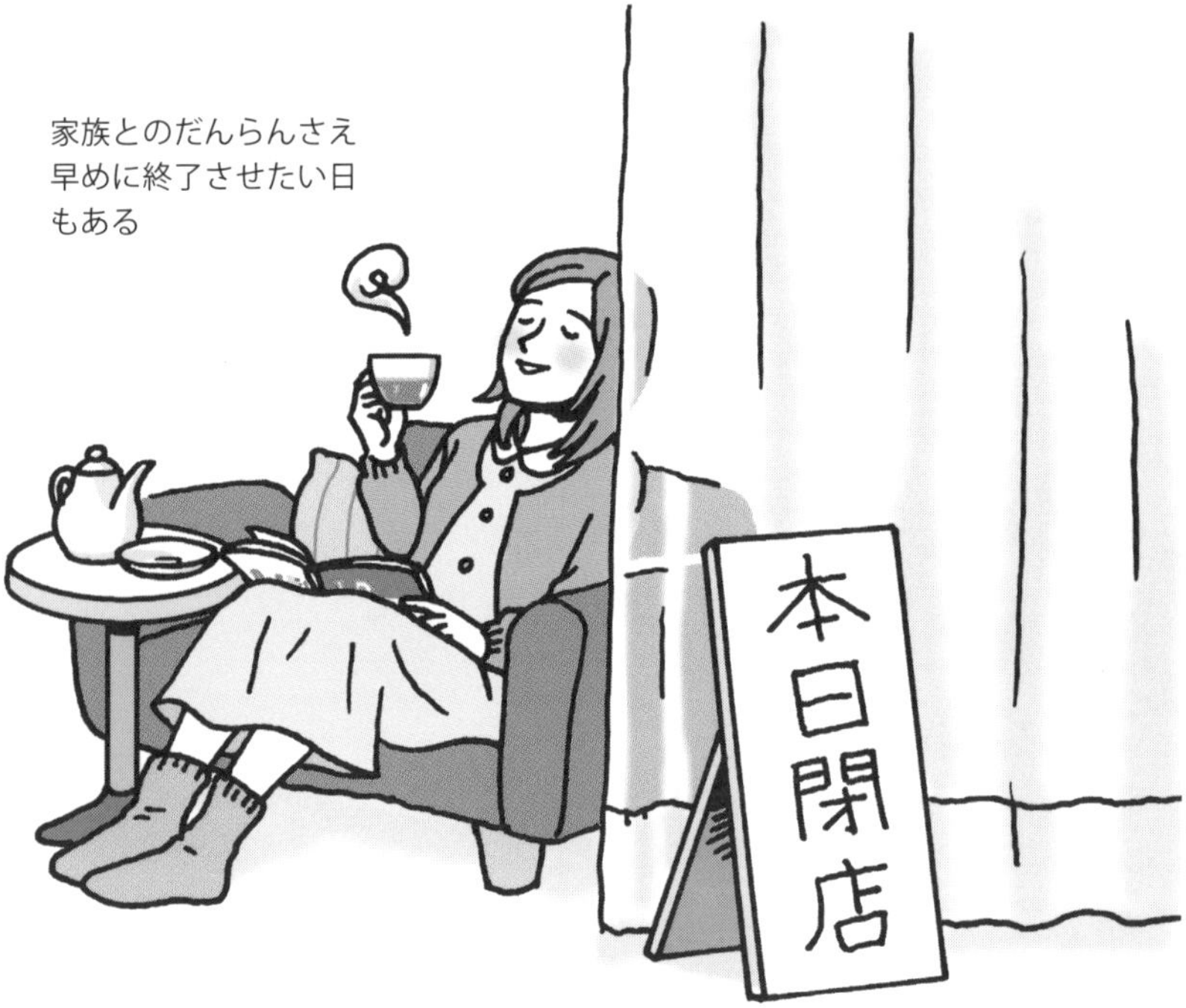

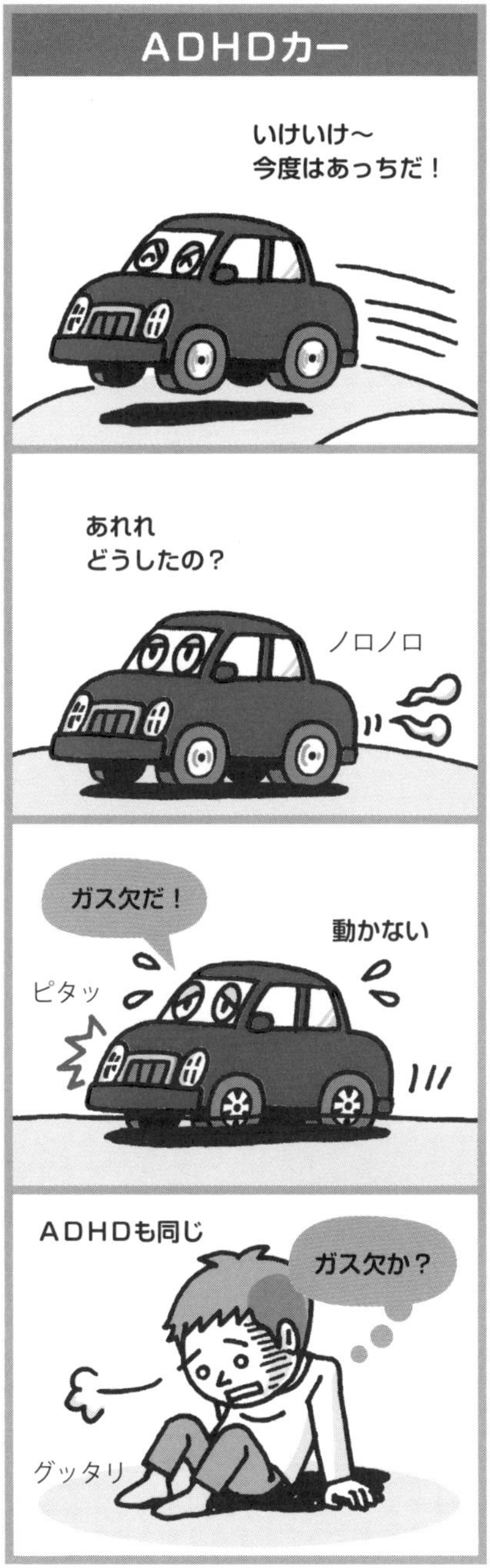
ADHDカー
いけいけ～
今度はあっちだ！
あれれ
どうしたの？
ノロノロ
ガス欠だ！
動かない
ピタッ
ADHDも同じ
ガス欠か？
グッタリ

心のエネルギーを補給する方法

心のエネルギーが少なくなると、なにかを始めても作業が続けられません。さらに枯渇すると、やる気さえ起こらなくなります。心のエネルギーを補給するのは、やる気マネジメントに必要なことです。

- がんばりすぎない
- 後悔しすぎない
- これでいいと思う
- 自分も他人も責めない
- 人の言動に傷つかない
- うまくいかなくても次をがんばればいいと思う
- 楽しいことを企画する
- 日々の生活を楽しむ

過度に集中して疲れる人もいる

ADHDの人のなかには、やりたいことに過度に集中して、疲れきってしまう人がいます。その場合、自閉スペクトラム症が併存しているのかもしれません。

ADHDと自閉スペクトラム症との併存は多く、ADHDの特性に加えて、人づきあいやコミュニケーションの苦手さ、こだわりなど自閉スペクトラム症の特性もあわせもっています。

運動しよう

脳の血流をよくするのも、やる気の一助に

ＡＤＨＤの人は脳内のやる気を行動に移すスイッチが、なかなか入りません。スイッチを入れやすくするために、運動で脳の血流をよくすれば、効果があるでしょう。

運動のメリット

　将来、健康に過ごすか、体が弱って寝て過ごすかを考えてみてください。どちらがいいですか？　運動は心身の健康を保つのに役立ちます。そのほかにもメリットはたくさんあります。

脳の血流がよくなる

全身の血流がよくなるので、当然、脳の血流もよくなる

将来も健康

体力、持久力、柔軟性などが保てるので、将来の健康に直結する

友だちができる

スポーツや運動を通じて、友だちができる

ケガをすることが減る

不注意からケガをすることが多いＡＤＨＤの人。瞬発力が保てれば転んだとき手が出るので、ケガが減る

生活リズムがととのう

運動をするとお腹がすいて食事がおいしくとれる。適度な疲れでよく眠れるようになる。その結果、生活リズムがととのえられる

おすすめの運動の例

自宅で、気が向いたときにできる運動がいいでしょう。飽きやすいので、やる運動はときどき変えます。散歩やウォーキングは三日坊主になりがち。喫茶店に行くなど目的をもてば続くでしょう。

もともと運動が好きな人もいます。やっている運動やスポーツはぜひ続けてください。

なわとび

ちょっとしたスペースがあればできる。運動量は意外に多い

スクワット

手軽にできて筋力を保つ効果は大きい。洗面所で歯をみがくついでにもできる

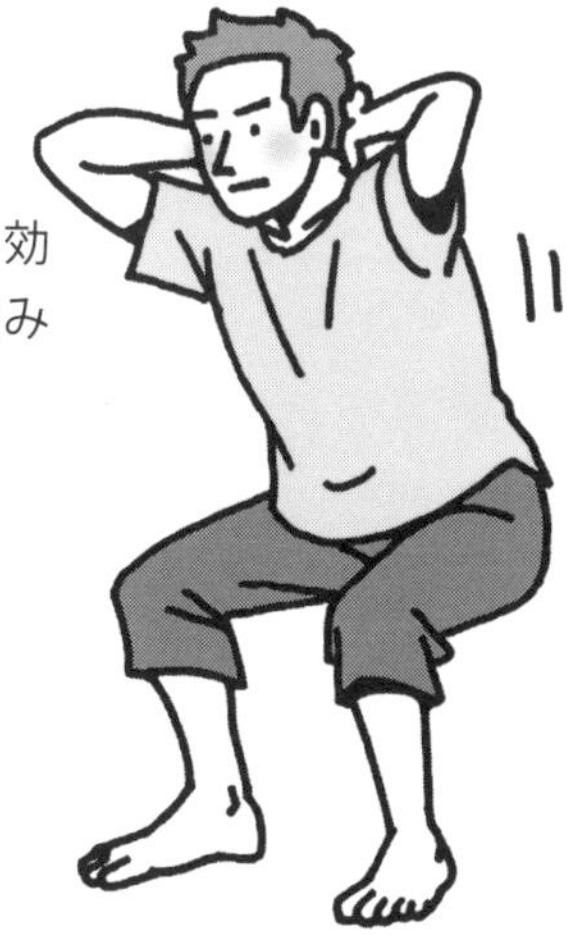

ヨガ

体の柔軟性を保てるし、気持ちが落ち着く。ヨガ教室に行けば、友だちも増える

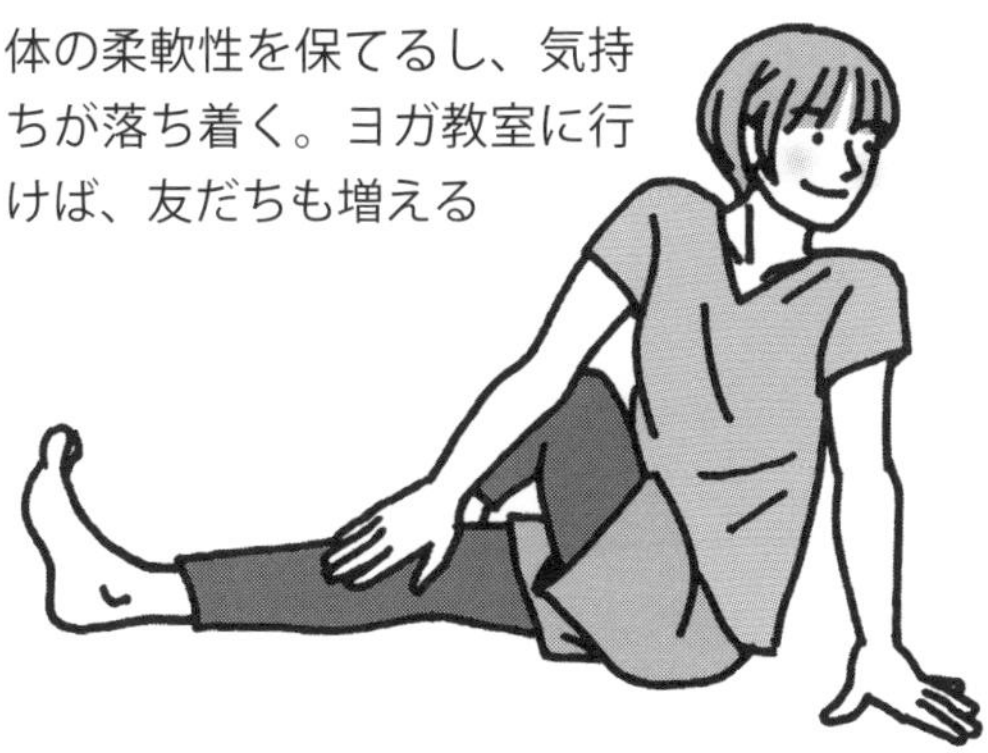

逆立ち

気分転換になる

ラジオ体操

曲の間だけ集中すればよい。全身をまんべんなく動かすように工夫されている

運動で血流をよくしよう

ＡＤＨＤでは脳の前頭前野や側坐核がうまく働いていないといわれています。脳の働きには血流が関係しています。脳の血流をよくするために、運動で全身の血流をよくしましょう。

定期的に運動するのは苦手という人も多いのですが、前頭前野に支援物資を送ると思って、やってみましょう。

短時間でできる運動を

運動は、将来の自分の生活に役立ちます。めんどうくさがって運動をしないのはもったいない。ＡＤＨＤの人の場合、短時間でできる運動がおすすめです。

また、ときどき鏡で自分の姿をチェックするのもいいでしょう。運動の効果が見えれば次のやる気につながります。

やる気マネジメントの5ヵ条

- **ごほうびでモチベーションを高めよう**
  やることのメリットに注目
  ごほうびを自分で用意してもいい
- **「めんどう」と思ったときが、やるとき**
  「めんどう」「まだいいか」「あとでやろう」は赤信号
- **目標を大きくしすぎない**
  作業を細分化して適切な目標にする
  大きな岩は小石にしよう
- **自分が自分の応援団長**
  「どうせ無理」は言わない
  あきらめやすい自分を卒業。「きっとできる!」
- **目移りしそうな刺激を減らそう**
  環境を整えよう
  スマホの使用はほどほどに

健康ライブラリー

ADHDの人《ひと》の
「やる気《き》」マネジメント
「先《さき》延《の》ばしグセ」を「すぐやる」にかえる！

2020年2月12日　第１刷発行
2024年6月17日　第５刷発行

監　修	司馬理英子（しば・りえこ）
発行者	森田浩章
発行所	株式会社 講談社 東京都文京区音羽２丁目12-21 郵便番号　112-8001 電話番号　編集　03-5395-3560 販売　03-5395-4415 業務　03-5395-3615
印刷所	TOPPAN 株式会社
製本所	株式会社若林製本工場

N.D.C.493　98p　21cm

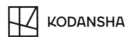

KODANSHA

ISBN978-4-06-518677-0

■監修者プロフィール
司馬理英子（しば・りえこ）

司馬クリニック院長。医学博士。1978 年、岡山大学医学部卒。1983 年に同大学大学院博士課程修了後、渡米。アメリカで４人の子どもを育てながら、ＡＤＨＤについての研鑽を積む。1997 年、『のび太・ジャイアン症候群』（主婦の友社）を上梓。日本で初めて本格的にＡＤＨＤを紹介した同書は、なじみ深いキャラクターになぞらえたわかりやすい解説により、ベストセラーに。同年帰国し、司馬クリニックを開院。子どもと大人の女性を専門に、治療を行う。主な著書に『大人のＡＤＨＤ』（講談社）、『のび太・ジャイアン症候群』『アスペルガー症候群・ＡＤＨＤ　子育て実践対策集』（ともに主婦の友社）など。

■ 参考文献・参考資料

司馬理英子著『のび太・ジャイアン症候群５　家族の ADHD・大人の ADHD　お母さんセラピー』（主婦の友社）

司馬理英子著『よくわかる大人の ADHD（注意欠如／多動性障害）』（主婦の友社）

司馬理英子著『あなたのあらゆる「困った!」がなくなる「ADHD 脳」と上手につき合う本』（大和出版）

司馬理英子監修『「大人の ADHD」のための段取り力』（講談社）

司馬理英子監修『「大人の ADHD」のための片づけ力』（講談社）

對馬陽一郎著／林寧哲監修『ちょっとしたことでうまくいく　発達障害の人が上手に働くための本』（翔泳社）

スティーブン・Ａ・サフレンほか著／坂野雄二監訳『大人の ADHD の認知行動療法セラピストガイド』（日本評論社）

中島美鈴、稲田尚子著『ADHD タイプの大人のための時間管理ワークブック』（星和書店）

●編集協力　オフィス 201（新保寛子）
●カバーデザイン　長﨑 綾（next door design）
●カバーイラスト　高橋ユミ
●本文デザイン　南雲デザイン
●本文イラスト　秋田綾子　千田和幸

講談社　健康ライブラリー　スペシャル

「大人のＡＤＨＤ」のための段取り力

司馬クリニック院長
司馬理英子　監修

頻発する遅刻や忘れ物、片づけられない……
5つの課題に取り組んで段取り力を身につけよう！

ISBN978-4-06-259696-1

新版　大人の発達障害に気づいて・向き合う完全ガイド

臨床心理士・臨床発達心理士・公認心理師
黒澤礼子　著

すぐに使える「記入式シート」で
発達障害の傾向と対応策がわかる。

ISBN978-4-06-512133-7

職場の発達障害　ＡＤＨＤ編

昭和大学附属烏山病院発達障害医療研究所
太田晴久　監修

ＡＤＨＤの人や上司・同僚が
働きやすくするためのスキルを徹底解説。

ISBN978-4-06-517749-5

「大人のＡＤＨＤ」のための片づけ力

司馬クリニック院長
司馬理英子　監修

片づけがうまくいく2つの鉄則。
あなたにも片づけ力は必ずある！

ISBN978-4-06-259868-2

イライラしない、怒らない　ＡＤＨＤの人のためのアンガーマネジメント

ＮＰＯ法人えじそんくらぶ代表
高山恵子　監修

怒りをコントロールできれば心が落ち着き、人間関係もうまくいく！

ISBN978-4-06-259855-2

大人の発達障害　生きづらさへの理解と対処

精神科医
市橋秀夫　監修

会話の仕方、仕事の選び方、働き方……
もう、職場で困らない、人間関係に悩まない。

ISBN978-4-06-513315-6

講談社　こころライブラリー　イラスト版

境界性パーソナリティ障害の人の気持ちがわかる本

市ケ谷ひもろぎクリニック
牛島定信　監修

本人の苦しみと感情の動きをイラスト図解。周囲が感じる
「なぜ」に答え、回復への道のりを明らかにする。

ISBN978-4-06-278967-7

双極性障害（躁うつ病）の人の気持ちを考える本

順天堂大学医学部精神医学講座主任教授
加藤忠史　監修

発病の戸惑いとショック、将来への不安や迷い……。
本人の苦しみと感情の動きにふれるイラスト版。

ISBN978-4-06-278970-7